性健康教育

（大学版）

XING JIANKANG
JIAOYU
（DAXUEBAN）

吴宗辉　徐晓阳　戴丽 ◎ 主编

西南大学出版社
国家一级出版社　全国百佳图书出版单位

图书在版编目（CIP）数据

性健康教育：大学版 / 吴宗辉, 徐晓阳, 戴丽主编
. — 重庆：西南大学出版社, 2022.5（2023.6重印）
ISBN 978-7-5697-0545-4

Ⅰ.①性… Ⅱ.①吴… ②徐… ③戴… Ⅲ.①性教育
—高等学校—教材 Ⅳ.①R167

中国版本图书馆CIP数据核字（2022）第045123号

性健康教育（大学版）

吴宗辉　　徐晓阳　　戴丽◎主编

责任编辑：翟腾飞
责任校对：周明琼
装帧设计：闽江文化
排　　版：吕书田
出版发行：西南大学出版社（原西南师范大学出版社）
地　　址：重庆市北碚区天生路2号
邮　　编：400715
电　　话：023-68868624
经　　销：全国新华书店
印　　刷：重庆市圣立印刷有限公司
幅面尺寸：185mm×260mm
印　　张：15.25
字　　数：306千字
版　　次：2022年5月 第1版
印　　次：2023年6月 第2次印刷
书　　号：ISBN 978-7-5697-0545-4
定　　价：49.00元

编委会

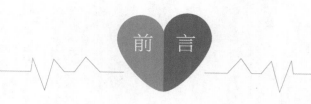

前 言

2018年5月2日，习近平总书记在北京大学考察期间与师生座谈时曾指出："广大青年既是追梦者，也是圆梦人。追梦需要激情和理想，圆梦需要奋斗和奉献。""新时代青年要乘新时代春风，在祖国的万里长空放飞青春梦想，以社会主义建设者和接班人的使命担当，为全面建成小康社会、全面建设社会主义现代化强国而努力奋斗，让中华民族伟大复兴在我们的奋斗中梦想成真！"由此可见，习近平总书记把国家的前途和民族的未来寄予青年。高校是人才孵化的重要基地。然而，随着社会的发展和时代的变迁，高校教育面临着严峻的挑战。2019年7月31日，在健康中国行动推进委员会办公室召开的新闻发布会上，中国疾控中心艾滋病防治组刘中夫主任指出，中国15到24岁之间的青年学生近年每年报告发现艾滋病病例约3 000例。早在2013年，国家人口计生委科学技术研究所（现国家卫生健康委科学技术研究所）发布的一组数据显示，我国每年人工流产多达1 300万人次。这组数据还不包括药物流产和在未注册私人诊所做的人工流产数量。我国每年人工流产总数中，25岁以下的女性约占一半以上。以上数据明确地反映了青少年性困惑、性失误、性焦虑对个人、家庭和社会造成的巨大冲击及不良影响，甚至是不可挽回的损失。

大学生性健康现状之所以令人担忧，与高校性健康教育长期缺位紧密相关。受我国历史和文化传统的影响，性教育不仅起步较晚，而且发展也异常缓慢。如今，社会对高校开展大学生性健康教育提出了更高的要求。因此，加强对大学生性健康教育的研究，对促进大学生的全面发展，具有重要的理论与实践意义。

本书编者均是全国性健康教育领域的专家学者，他们从特定的领域出发，将现有的高校性健康教育内容进行改革和更新，并补充了研究成果的新收获、新体会，吸收和借鉴了其他优秀的新研究成果、新研究资料，使本书内容更具时代性和学术前沿性，以帮助大学生建立健康性观念和抵御消极性文化。本书的主要内容展现的是以性生物学、性心理学、性社会学和性教育学等多个相关学科为理论基础，从人类性的生物、心理及社会属性三个角度，对大学生进行科学、系统的性健康教育过程。本书主要内容共分十一章，内容包括性健康教育概论、性生物学基础、性心理学基础、性社会学基础、性与健康生育、性卫生知识保健、大学生涉性人际关系、性功能障碍、性心理障碍、性与疾病、性取向。

限于水平和能力，本书可能存在个别漏洞和不足，欢迎同行专家学者及广大读者朋友们不吝赐教。我们将进一步努力改进和更新，使之日臻完善。

吴宗辉

2021 年 8 月 20 日

目 录

第五章

性与健康生育

第六章

性卫生知识保健

第七章

大学生涉性人际关系

第八章

性功能障碍

CHAPTER 1

第一章

性健康教育
概论

【本章要点】

　　性的有关概念；性存在的三种形式及其相互关系；性学的学科体系；性健康教育的内容与目的；性健康教育的基本原则；性健康教育支持。

【学习目标】

　　掌握性的有关概念；掌握性存在的三种形式及其相互关系；理解性健康教育的内容、基本原则；理解高校性健康教育的重要性。

第一节

性的有关概念

一、性的概念

　　一提到性，人们往往想到的是性器官、性交等，把性简单地归为一种生物学意义上的天性或本能，这是人们对性认识上的最大误区。现今社会所讲的"性"是指"全面的性"。全面的性（Sexuality）即全方位的性，是一种生物、心理、社会和文化的综合现象。性是贯穿人类生命的核心内容，包括生理的性、性别身份和角色、性取向、性欲望、性愉悦、亲密关系和生殖行为。人们对性的体验和表达可以体现在思考、幻想、欲望、信念、态度、价值观、行为、实践、角色和人际关系等多个方面。性可以包括所有这些方面，但不是所有的方面都一定被体验或者表达出来。性受到生理、心理、社会、经济、政治、伦理、法律、历史、宗教和精神等多个因素之间相互作用的影响。因此，无论从人类的自然发展史还是社会发展史来看，性（全面的性）的存在至少包含着三方面的形式：生物性别、心理性别和社会性别。

（一）生物性别

性（Sex）是性的生物学特征，又称为生物性别，是指男女两性在生物学上的差别，是生物进化的结果。决定性的差别的是性染色体以及由此所导致的性器官和其他器官系统的一些解剖和生理方面的两性差别，如男女性染色体、内生殖器、外生殖器和第二性征等方面的差别。现实生活中的"性别"，一般指的是生物学上的"性"，即性之别。

（二）心理性别

性别（Gender）是性的心理学特征，又称心理性别，是指男女两性在心理学上的差异，比如在性格、气质、感觉、感情和智力等方面的差异。人在两岁左右时就萌出性身份，即认为"我是男人"或"我是女人"，这是性心理形成的基础。美国学者马可比和杰克林根据大量的研究，在他们合著的《性差心理学》（1974年）中总结出男女的四项清楚的心理差异：①女性的语言表达能力较好；②男性的视觉、平衡觉能力较强；③男性的数学能力较高；④男性更为好斗。一些资料显示，男女两性的心理差异主要表现在情感上。在性爱上，男性一般较为主动、外露，表现为去追求别人；女性则较为被动、含蓄，往往表现为被人爱。俗话说"男追女如隔山，女追男隔层纱"，正是这种心理差异的写照。在性行为的心理反应上，男性的激情迅猛而短暂，来得快去得也快；女性的激情缓慢而持久，回味无穷。

（三）社会性别

性角色（Sex Role）是性的社会学特征，又称社会性别，是指社会约定俗成的表现男女差异的社会行为模式或规定，即个体在社会生活中其性身份被人认知、描述和确证，是个体性的社会属性的外显状态。

性身份（Gender Identity）是指个体在社会中对自我生物的性的认知和态度，即是男是女的自我感知，是个体性的社会属性的自我心理状态。性身份的形成受生物和社会教养两方面因素影响，其中社会教养更为重要。性身份一般在3岁时就已经确立，且一旦形成就难以更改。

性角色与性身份体现在社会生活和家庭生活的各个方面，在社会、家庭分工，乃至在娱乐、打扮、爱好及其行为举止等诸方面都能体现出来。例如，在社会分工中，有些工作通常由男性承担，有些工作则通常由女性负责。在社会生活中，男女两性各自展现出不同的形象和表现出有差异的角色。男女性角色是由社会文化构建的，随着社会的进步会更合理地发展和完善，但传统观念中的性角色差异也必定随着时代的进步发生根本变化。

　　以上人类的各种性存在形式可以用"性别姜饼人"（图1-1-1）来形象比喻。①我生来是什么人？即我生来是男性还是女性？指的就是生理性别或生物性别，是根据生殖器官判断的。若生来就具有女性性器官则为女性，若生来就具有男性性器官则为男性，若生来具有男女两性器官则为间性人。②我自己认为是什么样的人？即将自己视为男性或女性的心理认同，指的就是心理性别。比如大部分女性自我认同是女性，但也有少数女性会自我认同为男性；相反，也有少数男性自我认同为女性。③我要做什么样的人？即自己在社会中扮演男性还是女性角色？别人怎么确认我的性身份？指的是社会性别或性角色。有些女性可能以男性的言行举止来展示自我，而有些男性可能以女性的穿着打扮或行为方式来面对社会，社会就会用相应的性角色来确认。④我喜欢什么样的人？即吸引自己的是男性还是女性身体或心灵，指的是性倾向或性取向。比如，大部分女性喜欢男性，但也有少数女性喜欢女性。

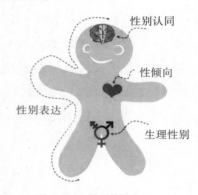

图1-1-1　性别姜饼人

　　一般情况下，90%以上的人生物学上的"性"与心理学上的"性别"和社会学上的"性角色"是相协调的或一致的。但当对这3种性存在的认知出现相互矛盾时，个体即可能显示出异常的心理矛盾，表现出性别认同障碍（Gender Identity Disorder），现称其为性别不符（Gender Incongruence）。

二、性学与性健康

（一）性学

　　性学（Sexology）又称性科学，是研究性、性欲、性活动、性行为和性文化及其规律等的综合性学科，是以性生物医学、性心理学和性社会学三个学科层次为支柱所建构的一个复杂的综合体系。它包含自然科学、心理科学、社会科学、哲学以及其他人文科学的多学科范畴。

（二）性健康

世界卫生组织对健康的定义是：健康是一种生理、心理、社会适应和道德都臻于完满的状态，而不仅仅是没有疾病和虚弱的状态。生理完满就是身体没有伤病；心理完满就是保持良好的心理状态、和谐的人际关系、积极乐观的人生态度；社会适应完满就是指个体的各种活动和行为能适应社会的环境变化，能为他人所接受，并为他人和社会发展做出自己的贡献；道德完满就是个体的道德符合社会规范，能自觉以社会规范约束自己的行为。

世界卫生组织把性健康（Sexuality Health）定义为：人类身体的、心理的、智力的和社会诸多方面性反应的多层次综合，且能丰富和改善人的个性、联系、交往与情爱。性健康包括能免于导致性和生殖功能损害的人体器官的失调、疾病和机能的不足；也包括能避免由于畏怯、负罪感、错误的观念和其他类似心理因素所导致的习惯性性反应和有损正常性的关系等行为表现；还包括按照社会和人伦理道德需要的一种享乐，控制性行为以致生殖习性的能力。我国性学专家对性健康定义为：在身心和谐、人性丰满的基础上，通过密切人际交往和建立爱情的方式，达到性行为在肉体、感情、理智和社会生活诸方面的协调和圆满。简而言之，性健康同样也包括生理健康、心理健康、社会适应和道德健康。具体如下：

性系统的发育、解剖结构和生理功能正常。包括性染色体、性激素、性器官和第二性征发育正常；没有器质性疾病或缺陷，没有病理反应；性功能正常。

性心理健康。性心理发育正常；性心理活动与客观环境相适应，性反应适度；性心理的认知活动、意向活动与情绪活动协调一致，具有正常的性欲，能够正确认识自我，并愉快接纳自己的性别；两性交往正常，能与他人保持正常、和谐的人际关系；个性的性心理特征相对稳定，性心理过程协调。

性行为活动与社会文化环境基本一致。具有良好的社会适应能力，个人的性行为和性观念符合社会道德规范，并主动完善自身的人格，以文明的性行为、性观念和性形象去促进社会的文明与进步，没有社会普遍认为的异常性行为。

总之，性健康也同人类健康一样，既有先天固有的因素，又有后天习得的影响。既受自身生理发育的影响，也受情感、意识、思维等心理因素的影响，还受社会文化背景、伦理道德、法律法规的制约和影响。总之，性生理、性心理、性行为和性社会道德等各方面都不是独立存在的，它们之间既相互联系又相互影响，形成一个有机整体，并在动态发展过程中展示健康的性。

三、性学学科体系

性科学是以性医学、性心理学和性社会学组成的一个综合的、全面的、多学科的理论体系。它所研究的对象不仅仅是人类的性生理和性疾病，还包括人类的性观念、性心理、性行为和性关系等内容，涉及生物学、医学、心理学、社会学、伦理学、法学、文学、美学、教育学等学科内容。总体上，性科学体系包括自然科学体系和人文社会科学体系两大部分。

（一）性学的自然科学体系

性科学的自然科学体系主要包括性生物学和性医学两部分。

1. 性生物学（Sexual Biology）

达尔文的进化论是生物学的基础理论，他所著的《人类的由来及性选择》（1871）不仅阐明了人类的起源，还为科学研究性问题奠定了基础和方向。

性生物学是研究与性活动相关的复杂躯体状态和现象的科学。按其研究的侧重不同可分为性解剖学、性生物学、性神经生物学、性发生学和性发育学等。性解剖学与生物学研究人体的性器官系统的解剖结构、生理功能以及卫生保健等；性神经生物学研究性活动过程的反射弧结构、功能活动及其神经调节机制，研究性欲产生、性行为及性反应机制；性发生学主要研究精子和卵子的产生、结构、生理及影响因素，受精过程及着床机制，胚胎发育等；性发育学主要研究胎儿分娩过程及人生各年龄阶段生殖系统和性器官发育、成熟和衰老规律等。

2. 性医学（Sexual Medicine）

性医学是研究人体性与生殖健康规律，并运用医学手段预防和治疗生殖系统和性器官疾病、性传播疾病和性功能障碍的应用科学。与性相关的临床医学主要包括妇产科、妇女保健科、男科、儿科、儿童保健科、皮肤性病科等。

妇产科主要针对女性独有的问题，如女性生殖系统、内分泌、妊娠、生产、计划生育（生育调节）与优生、胎儿发育、生殖健康与不孕症等。

妇女保健科主要负责青春期保健、围生期保健、母婴保健、更年期保健、妇女心理卫生、妇女营养等。

男科一般属于泌尿科,主要预防和治疗泌尿与生殖系统的疾病。

儿科与儿童保健科主要针对新生儿至青少年时期的健康问题,包括新生儿健康、儿童生长发育、儿童营养和儿童心理卫生等。

皮肤性病科主要是预防、治疗皮肤病和性传播疾病等。

此外,中医性学和性中药学也属于性医学范畴,主要从事中医性养生、性功能的中药调理、性功能障碍和疾患的中药预防与治疗等。性心理问题可以到精神科、心理医学科或以上相关科室寻求帮助。

(二)性的人文社会科学体系

性的人文社会科学体系是建立在性的自然科学体系基础之上,通过人们的长期社会生活实践,并与社会和人文科学领域的理论成果相融合的产物。

1.性心理学(Psychology of Sex)

性心理学是以心理学的观点、理论和方法研究人类的性心理发展、活动及其规律的科学。既是心理科学的分支学科,又是性科学的重要分支学科。性心理学是性科学中最早取得突破性成果的性学领域。1886年,理查德·克拉夫特-埃宾所著的《性心理疾病》标志着性心理学成为一门独立的学科。

从进化角度看,动物的性本能进化到人类的性心理需要一个漫长的发展过程,人类的性心理也经历了由原始人性心理到现代人性心理的发展历程。就个体而言,从出生、成长,到成熟、衰老,性心理也有一个发展变化的过程。从性活动而言,人类的性活动绝不仅仅是生物的本能行为,它包含着丰富的心理活动过程。同时,性心理活动又受社会因素和文化因素的影响。因此,性心理学的研究内容非常广泛,包括人类性心理的历史、人类性心理发展过程、性别角色社会化过程、性行为心理、性别认同或性身份(即心理性别)、性取向与性偏好、性欲与性感受、性功能障碍与性心理障碍等。

2.性教育学(Sexuality Education)

性教育学是以性生物学、性心理学和性社会学等研究性科学发展规律的学科为理论基础,结合教育学的理论、原理和方法开展系统教育的一门科学。其是教育学与所有研究性学科的融合,其研究内容包罗万象,主要有性器官的形态结构与生理功能、性发育与性卫生保健、性行为与性反应、计划生育与生育调节、性心理发展与调适、性心理异常与性功能障碍、性传播疾病预防与治疗、性道德与性法律、性罪错与性防卫等内容。开展性教育的目标是使人们获得与年龄相适应的性生理、性心理和感情上的应有知识,树立恰当的性观念和性态度,理智、客观看待各种性现象,自觉抵御不良性信息的侵袭,促进身心健康发展,促进社会精神文明建设;普及优生、优育和计划生育知识,促进人口素质的提高;普及性传播疾病知识,预防各种性传播疾病的传播;使人们正确认识和处理性关系,遵守相关法律和道德,增强对自己行为负责的能力和自我保护意识,防止性放纵和性罪错,促进社会稳定发展。

3.性社会学(Sociology of Sex)

性社会学是以社会学的理论和方法研究人类与性有关的现象和观念的科学。很多性问题都是社会问题,其产生和发展均有着深刻的社会历史原因。其研究内容主要包括性现象与人类社会之间的关系、作用和运行机制,与性有关的观念形态的性哲学,人类的性行为准则、性义务和性道德等诸多方面。随着研究的不断深入,其分支学科也越来越多,以下各学科均可归为性社会学范畴。

加格农和西蒙于1973年合著的《性举止——性的社会组织》中首次系统地论述了人类性行为的社会化过程及规律,被公认为是较为成熟的性社会学理论。劳曼和加格农等人于1995年撰写的《性现象的社会组织》(俗称《芝加哥报告》)中构建起了性行为—人际关系—社会行为的理论框架,标志着性社会学成为一门相对独立的、成熟的性学分支学科。

4.性伦理学(Sexual Ethics)

性伦理学是研究性道德现象、本质及其规律的科学。既是伦理学的分支学科,又是性学的分支学科。性伦理学的研究内容主要包括性道德意识、性道德规范、性道德活动等方面,并概括和总结一定的社会性道德原则和规范,以指导人们的性意识和性活动。性伦理学是人类在性道德社会实践中的经验积淀和智慧结晶,其研究具有重要的理论价值和实践意义。一方面,性伦理学应用科学的、理论思维的形式反映性道德现象,揭示性道德的起源、发展、演变规律及其本质和社会作用,使人们把握性道德的本质,预测性道德的发展趋势,有效地发挥性道德的社会功能。另一方面,性伦理学可根据一定社会和阶级的利益,概括总结出相应的性道德原则和规范,用以指导规约社会成员的性意识、性行为,促进婚姻家庭稳定与和谐,促进社会安定团结。

5.性法学(Law Sexology)

性法学是研究人类性关系和性行为的法律保障、法律规范和法律调整的一个分支学科,是法学与性学的一个交叉领域。人类的性关系和性行为虽源于生物本能,但又被赋予浓重的社会性。维护社会和谐发展,除了使用依靠社会舆论和社会评价维护的道德规范以外,还必须使用依靠国家权力强制维护的法律规范。因此,性法学的研究不仅关系到人类自身的延续和发展,关系到行为人的健康和幸福,还直接关系到社会生产力、生产关系的发展和社会生活的运行。

6. 性美学（Aesthetics of Sex）

性美学是研究性美以及人们对性美的感受和创造的一般规律的科学。它是一门性科学与美学相结合的新兴边缘性学科。它的研究内容主要包括性审美的标准、性审美规律、性美感心理特征、性美塑造等内容。其目的在于进行性审美教育或性美感教育。通过性审美教育培养和提高人们感受性美、鉴赏性美和创造性美的能力，让人们树立和发展正确的性审美观念，培养健康的性审美情趣和高尚的性审美理想。

7. 性文艺学（Literature and Art of Sex）

性文艺学是研究以性与性爱相关题材来突出表现人类性意识、性行为和性爱等活动的文学和艺术的学科，即探讨如何用文学或艺术的方式来展示性与性爱的学科。性文艺是人们对人类各个层面性存在（即生物存在、心理存在和社会存在）的抽象提炼和升华，既可能是人类绚丽多姿的精神食粮，也可能是邪孽淫秽的精神鸦片，因此它是现实生活性领域中争议最大的一个部分。

8. 性人类学（Sexual Anthropology）

性人类学是从不同文化角度研究不同形态社会人类的性关系的学科。文化在塑造人类的性关系方面起着关键作用，人类的性关系也只有通过社会化才能获得它的形式和意义。多样化的性文化现状可以让我们理解和研究多样化性行为的文化内涵。

9. 性哲学（Sexual Philosophy）

性哲学是研究与性有关的意识形态、观念形态的性学分支学科。1995年弗兰科尔主编的《性学大全字典》率先采用"sexosophy"来表示性哲学。从历史和现状而言，确实有与性相关的哲学论述，但目前还不是一个成熟的性学分支学科。

性健康教育的内容、基本原则、意义

性健康教育（Sexuality Health Education）是以性生物学、性心理学和性社会学等研究性科学发展规律的学科为理论基础，运用教育学的理论、方法和形式，以性健康为整体目标而实施的教育过程。

一、性健康教育的内容与目的

（一）性生物学教育

性生物学教育是性健康教育的基础，也是根本。没有性生物学的性教育是无源之水、无本之木，没有性生物学，性教育就无从谈起。性生物学是研究与性活动有关的复杂的身体状态和现象的科学。性生物学研究内容包括性解剖生理、性发生发育、性卫生保健、性活动与性反应规律等。通过系统的性生物学知识教育，学生可以掌握性的基本知识，有利于消除性愚昧和性无知，促进正常性生理发育，维护身体健康。

（二）性心理学教育

性心理学教育是性健康教育的关键。性心理学是研究人类的性心理活动及其规律的科学。其主要内容是研究性心理发展的各个时期及其特点、不同发育阶段的性心理与性意识、性心理活动过程、性行为心理过程、人际关系调节、与人格特质相关的性心理、性心理障碍和性功能障碍等。性心理学教育可以使学生掌握性心理发展过程，实现自我悦纳，促进性心理的健康全面发展和健全人格的形成，有利于建立良好和谐的人际关系，并可为恋爱、择偶、结婚做好准备。

（三）性社会学教育

性社会学教育是性健康教育的重点。性社会学是以社会学的理论和方法,研究人类与性有关的各种现象。其研究内容广泛而丰富,主要包括以下几个方面。①避孕与节育、不育与优生。主要介绍生育调节原理、方法、优生和不孕不育等内容,通过教育促进人口增长同经济和社会发展计划相适应,从而达到提高人口素质的目的。②性与性传播疾病。主要介绍与性相关的疾病和常见的性传播疾病,有利于调动全社会的力量预防、控制性传播疾病。③性道德、性伦理和性法律。主要介绍性道德、性伦理规范和相应的法律法规,以指导、调整和规范人们的性观念和性行为,增加自我保护意识和能力,减少或防止性犯罪等行为的发生。④性文艺学与性美学。主要介绍性领域中的性审美规律和性美塑造原则,使人们树立健康的性形象,并用正确的审美观看待自己和他人、异性和同性,使两性间的审美实现真正的和谐,促进个人性审美素质提高和社会性文明进步。

总之,对个人而言,性教育的目的是使受教育者具备足够的能力去面对性权利及其背后的责任。通过性教育增强学生的性认知能力,端正性观念和情感反应,进而指导自己的性行为,做到"认知—情感—行为"的统一,培养拥有健康身体和健全人格的人,并获得个人幸福。对整个社会而言,性教育的目的概括起来是普及性科学,促进性健康,构建性和谐,提升性文明。

二、性健康教育的基本原则

（一）全面性教育原则

在性教育的历程中,出现过不同的性教育理念,如禁欲型性教育、安全型性教育和综合型性教育等。实践证明,禁欲型性教育和安全型性教育并不能使学生获得全面的性知识,并不利于他们的全面成长。综合型性教育是欧洲一些国家总结出来的性教育模式,具有较好的性教育效果。在此基础上,联合国教科文组织在广泛的调研下,组织各国性教育专家编写《国际性教育技术指导纲要》(修订版),提出全面性教育概念,它是一个基于课程,探讨性的认知、情感、身体和社会层面意义的教学过程。其目的是使儿童和青年具备一定的知识、技能、态度和正确的价值观,从而确保其健康、福祉和尊严。全面性教育相互尊重的社会和性关系,可帮助儿童和年轻人学会考虑他们的选择如何影响自己和他人的幸福,并懂得维护自身的权益。世界上100多个国家的实践证明,全面性教育是行之有效的性教育模式。

（二）适时、适度和适当原则

针对不同年龄阶段学生的生理发育、心理发展特点和理解能力，不失时机地进行有的放矢的性教育。适时，就是要依受教育者的年龄、发育情况不同，长幼有别地进行教育；适度，就是依受教育者的理解能力和水平，讲授知识的深度应该与其理解能力相适应；适当，就是要根据对象的不同特点，使用适当的方式，教育适当的内容。性教育既不能"超前"，又要掌握分寸，防止过度教育。值得注意的是，各个阶段都应该进行全面的性教育，只是侧重点有所不同罢了。对儿童主要进行性别与性角色、性卫生、性自我保护意识教育；针对性发育成熟提早趋势，在小学高年级就应该开始进行性生理和性卫生保健教育，如月经和遗精等内容的教育，使他们在性发育时不至于产生困惑，措手不及；对初中学生则应侧重进行性心理教育与疏导，使他们不至于对一些生理现象感到烦恼或焦虑，促进性心理健康发育，促进两性健康交往；高中阶段，则应加强性道德法律和安全教育，让他们树立正确的人生观、幸福观和恋爱观，增强法律道德意识，避免出现性罪错或性犯罪；大学阶段侧重进行恋爱观、性伦理道德、性法律制度和性健康教育，增强对恋爱婚姻的责任感，使自己的行为严格控制在法律允许的范围之内，同时做好自我保护，预防性传播疾病和非意愿妊娠。这样，就能及时解决他们成长中遇到的麻烦，帮助他们逐渐形成健全人格，将来更好地适应社会发展需要。

（三）整体性（系统性）和科学性原则

性健康教育是一门自然科学与人文社会科学融合的综合性学科，应由具有相应资质的教师按照一定的教学计划和教学大纲进行规范教育，使学生获得全面、科学的性知识，进而端正他们的性观念和性态度，并指导他们规范自己的性行为，使知识传授与观念形成、行为养成和技能提升形成统一整体，提高学生尊重他人权利和做出决定并为决定负责的能力。性健康教育不能人云亦云、信口开河，不能片面，更不能断章取义，否则起不到教育效果，甚至可能导致很大的负面影响。

（四）同步性原则

性健康教育是一个系统工程，应该家庭、学校、社会和同伴"四位一体"同步进行教育，做到互相补充、互相促进、相得益彰。

家庭是孩子生活的第一环境，父母是孩子的第一任启蒙教师。家庭的氛围和父母的言行举止等将对孩子的成长起到潜移默化而又影响深远的作用。健康和谐的家庭环境对孩子的成长将会起到积极的促进作用。很难想象在一个低级趣味环境中成长的子女会受到多么大的消极影响。同时,父母和其他家庭成员是孩子最亲近的人,对孩子的了解最为全面,更能有针对性地进行引导教育。此外,父母的参与有助于建立家庭与学校的密切联系与互相信赖,使家校观点保持一致。否则会导致孩子产生对学校或家庭的不信任感,造成教育挫折。

学校是进行性健康教育的主战场,也是提升社会性文明的根本保证。针对学生的不同年龄特点、发育情况和理解能力进行系统、科学的性知识教育是性健康教育最有效、最主要的途径。学校性教育可与多学科交叉渗透,形成一个系统的课程体系,使学生掌握全面的性知识,打破性愚昧和性神秘观念的束缚,自觉抵御西方的"性自由""性解放"等思潮的侵袭,塑造积极健康的人格,有利于学生全面素质的提高。

社会是学生生活的大环境,社会的价值观、舆论导向等将直接影响学生的"三观"形成。如果学校的教育与社会环境相矛盾,很难让学生相信他们正朝着社会所需要的方向发展,就很难取得良好的教育效果。因此,国家要建立相应的法律法规,并严格执行,做到有法可依、有章可循;监督管理部门要负担起责任,实时监督管理社会动态,及时处理不良现象和违法行为;社会媒体应该做好弘扬社会正能量、传播核心价值观的先锋队,要遵守国家法律法规、行业自律条例和职业道德,执行问责制度;大力"扫黄打非",对"黄色文化""低俗趣味"坚决予以打击,同时通过各种途径进行健康的、科学的、全面的性科学知识普及,形成一个健康向上的社会文化氛围。

同龄人具有类似的经历、相同的想法、共同的兴趣,彼此很容易引起共情和共鸣,因此同伴间的相互影响不可忽略。良好的同伴形象将引导、带动周围一大批同龄人共同进步,而不良的同伴则可能引领人们走向沉沦。在性教育中,可以先让一部分学生掌握相关性科学知识,通过他们的传播作用来影响带动周围的人,起到提高和扩大教育效果的作用。

(五)正面启发教育原则

应该从我国国情出发,开展适合我国文化特点同时在科学意义上又准确无误的性健康教育,充分发挥性健康教育在培育和践行社会主义核心价值观、推进素质教育中的综合作用,传播社会正能量,对学生进行正确的人生观、性观念、性行为方式和性道德的正面引导教育,帮助学生树立性健康意识,掌握维护性健康的知识和技能,形成文明、健康生活方式,提高自身性健康管理能力,增强维护全民性健康的社会责任感,促进学生身心健康和全面发展。反面例子可以作为案例进行分析,但不宜过多,否则容易使学生产生恐惧、负面情绪。

（六）严肃性、灵活性和保密性原则

性是一个敏感的话题，性健康教育必须坚持严肃性。性健康教育绝不等同于通过传播媒体以娱乐、点击率和经济效益为目的而获得的性信息，更不同于"黄色文化"，要以认真的态度传播科学的性知识。

灵活性体现在教育方法和手段上，根据内容需要可进行多渠道、多形式、多途径教育。在教育渠道上，在发挥课堂教学主渠道作用的同时，拓展性健康教育载体。充分利用广播、宣传栏、学生社团活动、校园网络、微博、微信等传统媒体和新兴媒体，全方位开展性健康教育宣传活动。也可充分利用各种卫生主题宣传日活动（如"世界艾滋病日"活动），以防病为切入点，传播性健康生活方式及疾病预防知识和技能。在教育形式上，把性教育融入学生管理工作，发挥学生社团作用，创设良好的校园性健康环境。了解学生性心理状况与需求，有针对性地开展性心理健康教育、辅导与咨询，注重培养学生性健康素养。把学生参与性健康教育活动纳入学生志愿服务管理，鼓励学生积极参与性健康教育实践活动，传播性健康理念和知识。同时，在校园内配备必要的公共卫生设施，设置必要的警示和标志，营造良好的校园环境，潜移默化地培养学生的性健康意识和行为习惯。在教育途径上，创新教学方法和模式，丰富教育教学资源，开展健康教育教学研究，发挥专业组织的性教育作用。充分发挥在线课程作用，开发性健康教育慕课、微课等，并丰富教育教学资源，为全体学生提供便捷的性健康教育学习平台，增强学生运用网络资源学习的能力，扩大性健康教育覆盖面。同时，充分发挥高校学科优势和人才优势，开展性健康教育教学和科研活动，培育性健康教育特色，提高性健康教育教学质量。此外，可聘请性教育专业人员进行指导，开展性健康教育师资培训、开展专题讲座等性健康教育活动，增强性健康教育的专业性、针对性和实效性。

性涉及每个人的隐私，对当事人必须坚持保密原则。学生遇到的性问题或性困惑可能会求助于教师，对咨询的学生应采取必要的保密措施，以免引起不必要的麻烦。咨询案例虽可用于教学，但绝对不能透露咨询者的个人信息。

（七）群体性普及教育与个别性咨询指导相结合原则

群体性普及教育是通过教学或各种传播媒体的作用，全面提升学生性健康素养和身心健康水平，帮助学生解决成长中普遍存在的性生理和性心理等困扰。但每个学生又存在个体差异，他们所遇到的性问题不尽相同。个别性咨询指导是针对不同学生进行个别性心理指导，排除性心理异常，帮助他们树立正确的性观念，塑造健全的人格，避免因性心理异常而导致不幸事件的发生。

三、性健康教育的必要性和重要性

（一）开展性健康教育的必要性

1.性生理成熟提前与性社会成熟相对延迟之间的矛盾

随着人们生活水平的提高和社会环境的变化,青少年性生理成熟年龄逐步提前。但由于社会的快速发展,对他们的要求越来越高,学生必须不断地学习大量的知识和技术,导致他们性社会成熟相对推迟,结婚年龄不断后移。这样,性生理成熟与性社会成熟之间的时间间隔就越来越大,形成一段较长时间的"性待业期"或"性危险期"。此时,高涨的性欲和性意识很容易冲破社会对他们的束缚而导致性观念混乱和性行为开放。因此,加强性健康教育有利于学生增强自身性综合素质,有利于顺利渡过这段"性待业期"。

2.性健康教育滞后与性诱惑增加之间的矛盾

受到传统观念的长期影响,性健康教育相对滞后,性健康教育体系尚未完善,缺乏性健康教育师资和有影响力的教材,各地区性健康教育也极不平衡,学生很难通过学校教育获得全面、客观的性科学知识,也无法形成牢固的性观念,导致他们对性产生神秘感和渴求欲。而这种对性的渴求欲只能转嫁到社会,他们可能通过各种媒介来获取他们所需要的性信息。在信息社会时代,基于不同观念和目的,各种性刺激、性诱惑随处可见,缺乏性科学基本知识和牢固性观念的学生很容易不分善恶美丑,全盘吸收,盲目效仿,甚至导致性泛滥。因此,加强科学的性健康教育可以牢固掌握性科学知识,端正性观念,提高学生抵御性诱惑的能力。

3.性行为冲动性增加与自制力降低之间的矛盾

大学生性生理发育已基本成熟,性心理也迅速发展,性欲望和性意识维持在较高水平,很容易受内外环境的各种性刺激而产生兴奋。而大学又是一个较为宽松自由的环境,学生自我约束能力和自我保护意识均较为薄弱,容易导致各种性行为的发生。加强性健康教育,可以使学生正确看待自己的性欲,正确对待自己的性冲动,有利于把自己的性行为限制在法律和道德的允许范围之内,增强自我保护意识和安全意识,增强自己做决定和对自己的决定负责的能力,学会尊重他人。

（二）开展性健康教育的重要性

早在20世纪30年代,我国性教育先驱者之一张竞生博士提及性教育时说:"说及性教育问题,关乎人生比什么科学与艺术更大。"周恩来总理曾多次指示,一定要把青春期的卫生知识教给男女青年，让他们用科学知识来保护自己的健康，促进正常发育。性健康教育与其他科学教育一样，应以理性的态度和平静的心情光明正大地进行。性健康教育与其他科学教育同等重要，甚至应放在更重要的位置上。因为，性问题的处理方式，直接影响到一个人的学习、工作和生活，甚至还会影响到家庭的和睦和社会的稳定。

1.性健康教育是素质教育的重要组成部分

在现实生活中，人们往往注重的是学习成绩、工作业绩，而对其他方面的素质并不太关注，在性问题上更是如此。正如霭理士在他的《性心理学》一书中指出："今日教育制度下的人才里，其表面上特别聪明而有成就的人才，即专门致力于一种狭隘的学科，而以为已足的人才，对于性与恋爱一类的问题的态度，特别容易走上冷嘲热讽的一途，是不为无因的。这是他们学校训练的一个自然与必然的结果，虽不在办学的人的意向和计划之中，而其为成绩的一种。"

一个才华横溢、能力出众的人，由于性观念上的误区而导致性心理障碍，或由于性无知而导致不能进行正常性生活，或由于性法律道德意识淡薄而导致家庭破裂、走上犯罪道路等，这些不能不说是非常遗憾的事。可见，个人的性品质是其人生的基本素质。性教育就是关乎人们身心健康、家庭幸福和社会稳定的素质教育，是以人为本的教育。性的科学文化素质与其他科学文化素质一样，不是与生俱来的，是必须通过后天的教育和长期的学习才能获得和提高的。

2.性健康教育是健全和完善人格的需要

性健康教育是完善人格发展的一个不可或缺的部分。人格是指一个人的整体精神面貌，是具有一定倾向性的心理特征的总和，包括一个人的能力、气质、性格、活动倾向方面的特征，动机、兴趣、理想、信念、人生观、价值观等。人格是在先天生理结构基础上通过后天环境影响形成的。符合我国国情的全面性教育，能培养年轻一代的人格力量，使他们能以负责的态度面对性问题，并做出正确的决定。因此，性健康教育对人格全面发展具有积极的推动作用。

3.性健康教育是社会精神文明建设的需要

改革开放以来，在物质文明取得巨大成就的同时，我国的精神文明建设也取得了很大的成绩，我国的性学事业得到了飞速的发展。在性传播疾病防治、生殖健康、生育调节、性法律制度建设等方面都取得了令人瞩目的成就。但我们也不能不看到，随着商品经济的发展，受到西方性自由等观念的影响，社会上一些不良的性信息（如色情网站、淫秽直播、黄色书刊影视等）的误导，一部分人的性观念发生了巨大的变化，早孕成为网络炫耀的资本，性侵害案件和性犯罪行为时有发生，艾滋病等性传播疾病感染呈明显上升趋势。性健康教育可以端正人们的性观念，增强人们对不良性诱惑的抵抗力，营造良好的社会氛围,弘扬和传播社会正能量,从而有利于推动社会的文明进步。

(三)正确评价性健康教育的作用

长期以来,人们戴着有色眼镜看待性,认为性是肮脏的、不道德的和羞耻的。性只能偷偷地做,不能大声地说,更谈不上正规教育了。他们认为,性健康教育就等于教唆人们,教人们学坏。然而,近年来社会上的各种性问题不断出现,比如非意愿妊娠、性侵害案件、大学生感染艾滋病等严重影响社会和谐稳定,加之对性健康教育宣传的不断扩大,人们逐渐意识到性健康教育的重要性。然而有一些人似乎又走向了另一个极端,认为性健康教育非常重要,只要进行了性健康教育,与性有关的一切问题就能迎刃而解。以上这两种忽略性健康教育作用和片面夸大性健康教育作用的观念在现实生活中都是有害的。忽视性健康教育的作用会阻碍性健康教育的健康、顺利开展,使人们失去接受性健康教育的机会而导致性无知;片面夸大性健康教育的作用则会导致人们"一叶遮目,不见森林",忽略了其他因素对人们性健康的影响,指望性健康教育能彻底根除青少年的性罪错、防止性犯罪、杜绝性心理变态、根除性病等一切不良社会现象。事实并非如此,人们的性观念、行为是各种综合因素影响的结果,性健康教育在这方面的确能起到一定的良好作用,提高人们的性综合素质,但不是根本性或决定性的作用,不可能单纯靠性健康教育来解决。若片面夸大性健康教育的作用可能妨碍性健康教育的开展,因为当性健康教育后出现一些不良性现象时,可能使这些人全盘否定性健康教育的作用而最终导致性健康教育不能正常进行。正如我们开展法律教育并不可能预防所有人不犯罪,但我们仍要进行法治教育。正如彭晓晖在《性科学概论》中所说的那样:"只有性教育的成果达到了全社会的性知识、性行为、性伦理道德观念等方面的全面更新或进步,再配合社会的其他有利于促进这一进程的各种手段,上述的社会弊端和性病才能被有效地遏制,但还是很难根除……性教育并非能够解决社会性活动领域中的一切问题的万应灵药。"

总之,不能指望通过性健康教育,就能马上达到真正意义上的性健康。正如对大多数人而言,学习计算机,并不是想成为计算机专家,而是利于这种技能为自己服务。性健康教育是让人们了解性基本知识,树立正确的性态度和性观念,并指导自己的行为,为自己和他人服务。朱坚教授谈及性教育目的时说,它的目的不单纯是掌握促进各方面健康的性生物学、性心理学、性社会学和性道德性法律等综合知识,更重要的是帮助人们把学习到的知识转变为坚定的信念和自觉的行为,建立促进身心健康的、符合社会道德规范的人生观、价值观和生活方式,以增进婚姻家庭幸福,维护社会安定团结,为促进社会主义精神文明建设做出贡献。当出现性问题时,能冷静看待,通过有效途径寻求解决的办法。

【本章小结】

性存在的三种形式：性（Sex）又称为生物性别，指男女两性在生物学上的差异。性别（Gender）又称心理性别，指男女两性在心理学上的差异。性角色（Sex Role）或性身份（Gender Identity）又称社会性别，是指社会约定俗成的表现男女差异的社会行为模式或规定，即个体在社会生活中其性身份被人认知、描述和确证，是个体性的社会属性的外显状态。这三种性存在，在大多数人中是相协调的或一致的，但当对这三种性存在的认知出现相互矛盾时，个体可能显示出异常的心理矛盾，表现出性别焦虑或性别认同障碍。

性学学科体系包括性学的自然科学体系和人文社会科学体系两大部分。性学的自然科学体系包含性生物学和性医学，性的人文社会科学体系包含性心理学、性教育学、性社会学、性伦理学、性法学、性美学、性文艺学、性人类学和性哲学等内容。性健康的定义：世界卫生组织把性健康（Sexuality Health）定义为：人类身体的、心理的、智力的和社会诸多方面性反应的多层次综合，且能丰富和提高人的个性、联系、交往与情爱。我国性学专家对性健康定义为：在身心和谐、人性丰满的基础上，通过密切人际交往和建立爱情的方式，达到性行为在肉体、感情、理智和社会生活诸方面的协调和圆满。

性健康教育的根据与基本原则：性健康教育学（Sexuality Health Education）是以性生理、性心理、性道德和性社会等研究性科学发展规律的学科为理论基础，运用教育学的理论、方法和形式，以性健康为整体目标而实施的教育过程的一门综合性学科。性健康教育内容包括性生物学教育、性心理学教育和性社会学教育，其目的是普及性科学，促进性健康，构建性和谐，提升性文明。在教育中应坚持以下原则：全面性教育原则，适时、适度和适当原则，整体性（系统性）和科学性原则，同步性原则，正面启发教育原则，严肃性、灵活性和保密性原则，群体性普及教育与个别性咨询指导相结合原则。

【思考题】

1.名词解释：生物性别、心理性别、社会性别、性健康、性健康教育。

2.性存在有几种形式？它们之间是什么关系？

3.性健康教育包括哪些内容？目的是什么？

4.是否有必要在大学生中开展性健康教育呢？为什么？

5.性健康教育应该坚持哪些基本原则？

第二章
性生物学基础

【本章要点】

性是生物进化的产物，同时也是社会演化的产物；人类的性活动与动物的有根本的区别；性发育过程就是人类性器官的发生和分化，它是由一系列复杂的连续事件共同完成的；男女性器官的解剖及生理，男女性反应周期及性敏感区。

【学习目标】

了解男女性器官的发生、分化和畸形；掌握男女性器官的基本解剖及基本性生理特征；了解男女性反应周期。

第一节
性进化及性器官的发生、分化和畸形

本节主要介绍两方面内容：①性进化就是体现性是生物进化与社会演化的产物，这里提到的性与动物的性是有所区别的；②性器官的发生与分化则从组织胚胎学角度解释男女性器官的形成，这是生物学范畴的性。

一、性进化

性不仅仅是以生殖为目的，还是人类正常的生理需求之一。人类的性通过性器官来表现，但又不同于动物的性与生殖成因果关系。

（一）性是生物进化的产物，同时也是社会演化的产物

从生物进化的角度来看，性与生殖并无必然的联系。在生物界中最简单的有机体，如细菌、真菌或者某些单细胞生物，没有严格意义上的有性繁殖，它们只是通过细胞分裂来进行繁殖，也就是所谓的无性繁殖。这种方式让子代和母代具有相同的基因，也就意味着有了相同的优缺点，有遗传学者认为当这些生物的缺点遇到天敌时，有可能造成这

个物种的灭绝。

根据达尔文进化论的观点,物种的进化,产生了两性生殖,使子代具有来自父代的、与母代不一样的基因,种群基因频率的改变,使得物种多样性增加,更适应周边的环境;而到了生物进化的最高阶段,人类因为避孕术和试管婴儿技术,得以成功地将性和生殖分离。

从生物进化的进程来分析,性与生殖的联系非常紧密,以至于发展到性与生殖相互融合,不能明确区分。

人类的性交除了保留某些动物的基本特征以外,更具有独特的进化优势。手脚分工和直立行走促成了人类的外性器官在重力作用下更好地突出于体表。这种解剖学的细微变化使得人类的性交体位打破了动物界普遍的"后入位"性交模式,使得人类的两性可以面对面地采用独特的"前入位"性交体位。这种由于身体组织器官结构的进化所达到的行为模式的改变具有多个方面的作用。第一,增大了人类性感受的接触部位和接触面积;不仅生殖器、口唇等可以用于性活动,而且女性的乳房也特化成性器官,女性还有阴蒂这个高度进化的性感受器官。第二,人类的双手在性交中用于性爱抚行为,增强了性交效果,增宽了性感受器的范围,并使女性能够掌握性交的主动权。而在动物界中,即使是高等哺乳动物,雌性个体在交媾过程中也基本处于被动地位。第三,性交时面对面的体位使人可以更好地运用视觉刺激功能来了解异性的表情变化,加强性兴奋和促进性信号的交流。

高等动物的生殖活动几乎都受发情期的制约,它们只在一年中的某个特定季节里繁殖后代。而人类的性进化使性成熟个体取消了发情期的制约。成熟个体的发情期与整个生存期重叠。

这种性器官在生物解剖学上的进化不仅增加了人类的性愉悦,而且明显增加了人类繁衍的机会。在生物螺旋向上进化的阶梯上,唯有人类两性的性成熟个体可以在任何时候共同发起和推进性行为并且可以共同充分地享受性所带来的快乐。

因此,人类性活动可以认为是在动物性活动的基础上获得了极大限度的内容和质量上的拓展和提高。人类的性是种系进化和社会演化的共同产物。

（二）人类与动物的性活动有根本的区别

对于人类来说,生殖是性活动的重要目的。对于动物来说,动物没有人类的思想和意识,生殖对于动物来说就完全是一种本能。因此,从生物整体来看,性活动的动机并不是生殖,性活动只是一种自然现象。

许多学者的研究表明,早期的原始人认为生殖是一种神秘的不可理解的现象,可能是某一个未知的神奇的东西,因此他们对生殖的崇拜也是对神秘未知事物的敬畏。他们并未认识到性与生殖之间的关系,甚至认为生殖是自己祖先投胎到女性体内的结果。由此可见,至少在原始人类的思想意识中,性活动的目的并不是生殖。

到了现代,如果我们认为性活动最主要的目的就是生殖的话,那么我们会对现实生活中的许多现象产生怀疑。因为人类性活动中许多行为及感受实际上是与生育毫无关系的。首先,从人类的早期文明直至现在,世界上不同国家、不同文化环境中,都有人研究通过何种方法来达到避孕的目的。其次,在全世界的不同文化背景中,与性活动有关的行为活动五花八门,但其中很多并不会导致生育。人工授精在临床上的运用及哺乳动物无性生殖研究的成功更意味着生殖与性可以完全分离。

因此,人类性行为不仅存在着除生殖意义之外的其他重要意义,而且充分证明性与生殖是两种自然现象。人类的性活动已经不再具有单纯的生殖意义,它成了爱人交流感情的一种高级形式,是人们建立各种社会关系的起点。

所以,人类的性活动至少有三种基本功能:满足个体的性需要、生育以及情爱功能。

许多动物学专家认为,群居的猿猴、黑猩猩并不是以性关系作为分群而居的依据,换而言之,它们还不存在通过性本能基础上产生的性关系作为自身基础的联合体。

由于部落的形成,社会分工的初现,早期的原始人也不完全是以性关系为基础而建立部落的。早期人类婚姻制度的变化导致的性关系的变化,是以经济变化为基础的。这个观点得到了历史学家的公认,同时只有到了不仅追求生殖目的而且向往情爱目的阶段的人类社会,性活动才能成为维系部落的纽带。只有发展到了这一阶段,人类才有了真正意义上的社会关系。因为,情爱可以产生牢固的男女关系,生殖可以衍生出亲子之情并由此建立起亲子关系。

二、男女性器官的发生、分化和畸形

人类性器官的发生和分化,即性发育过程,是由一系列复杂的连续事件共同组成的,简单来讲,从时间上可划分为两个阶段:①性别决定,原始性腺发育形成睾丸或卵巢;②性别分化,内外生殖器分化决定产生男性或女性。人类的遗传性别在受精时就已经确定,因为人类生殖细胞有X、Y两种性染色体,其中女性卵子含X染色体,而男性精子含X或Y染色体。正常情况下,卵子和含Y染色体的精子结合成的受精卵最终发育成男性;反之,若卵子和含X染色体的精子结合,则发育成女性。

（一）生殖腺的发生与性别分化

在妊娠初期（第1～2周），两性胚胎只在染色体上具有差异（有或无Y染色体）。从第7周开始，女性胚胎由于缺乏可编码睾丸决定因子的基因，其原始生殖腺开始分化形成卵巢；而遗传性别为男性的胚胎，Y染色体上的编码睾丸决定因子的基因致使原始性腺分化为睾丸。

睾丸和卵巢最初都位于腹后壁，在第3个月时，卵巢到达盆腔；睾丸继续下降最后停留在阴囊内。

（二）生殖管道的发生与性别分化

性腺产生之前，胎儿性别模糊；性腺产生之后，胎儿才开始形成可辨认的男女性别特征。因此性腺形成是人类整个性发育的转折点。在性腺形成之前，胎儿除了原始性腺外还具有米勒管（副中肾管）和沃尔夫管（中肾管）两套生殖导管。性腺形成之后，正常女性保留的米勒管分化为女性生殖道，正常男性保留的沃尔夫管分化为男性生殖道，另一套退化。

（三）外部性器官的发生与性别分化

生殖腺为睾丸时，在雄激素作用下，生殖结节发育为阴茎，左、右阴唇阴囊隆起融合形成阴囊。反之，没有雄激素作用时，生殖结节增大成阴蒂，两侧生殖褶形成小阴唇，阴唇阴囊隆起形成大阴唇、阴阜。

三、男女生殖（性）器官的先天性畸形

人类生殖器官的形成与分化、发育是一个复杂的过程，受到遗传和（或）环境中多种因素的影响，如基因、激素等。在胚胎发育过程中，某一种或几种因素非正常运转，便有可能出现生殖器的发育异常从而导致畸形，以下就人类较常见的生殖器畸形做简要介绍。

（一）男性生殖器官的先天性畸形

男性生殖器官先天性畸形相对女性来讲，种类较少，常在出生时就被发现或在成长过程中因为异于常人而就诊从而得以确诊。

1.隐睾

睾丸在发育过程中,若未能成功下降、"定居"在阴囊中,而是继续停留在腹膜腔或腹股沟处的现象称为隐睾,可发生于双侧或某一侧。常因患儿家属发现其一侧或双侧阴囊空虚而就医,确诊后应当及时行睾丸下降术。精子的生成需要特定的温度,而睾丸位于腹膜腔内会由于温度过高影响精子生成,可导致男性不育。隐睾患者的睾丸可能发育不良甚至一侧缺失。

2.尿道下裂

阴茎腹侧有另外的尿道开口,称为尿道下裂。常见的尿道可开口于阴茎头、阴茎体,甚至阴囊,由此分为远端型、中间型和近端型,前两者较为常见,后者为更严重的类型。

3.先天性腹股沟疝

腹腔内的肠管若进入精索或睾丸所在的腔隙内,导致先天性腹股沟疝,患儿出生后,家属在为其洗澡时发现体表腹股沟区域有包块,或双侧阴囊大小不一,因此就医而得到诊断。一般得到及时、合理的治疗后,不会影响患儿今后的生活。

4.其他男性生殖器畸形

如小阴茎、睾丸发育不全、阴囊分裂等。

(二)女性生殖器官的先天性畸形

女性生殖器官先天性畸形可见于生殖器的不同部位,有的在出生时就被发现而确诊,但多数在青春期或更晚出现闭经、婚后性生活障碍、妊娠后流产等症状就诊时才得以确诊。

1.外生殖器畸形

(1)处女膜闭锁。在生殖管道形成过程中,阴道板由上向下穿通形成阴道腔,末段的一层薄膜称处女膜。处女膜闭锁患者在月经来潮之前没有症状,初潮后出现规律性的下腹胀痛,有可能进行性加重,但是并无月经排出体外。妇科检查时可见处女膜呈蓝紫色并向外膨出,阴道无开口。由于此类患者经血无法排出,一经确诊后应立即手术治疗,常用手术方法为处女膜作"X"形切开。

(2)外生殖器男性化。具体见第(三)部分"两性畸形"。

2.内生殖器畸形

(1)阴道发育异常。①先天性无阴道。大多合并无子宫或有痕迹子宫(始基子宫),而卵巢功能正常。一般没有症状,多因青春期后原发性闭经或性交困难就医而被发现。

子宫正常者,可能出现按月发生的规律性腹痛。先天性无阴道患者的治疗以手术为主。手术目的是形成阴道,解决患者的性生活问题,但手术对闭经及生育问题没有作用。有发育正常子宫的女性,初潮后应立即行阴道成型术,并将人工阴道与子宫相连,以保留生育功能,同时使经血可以顺利排出。②阴道闭锁。阴道闭锁分为两种,即阴道下段闭锁(但阴道上段、子宫体均正常),以及阴道完全闭锁(多合并有宫颈发育不良,宫体正常或畸形子宫)。表现与处女膜闭锁相似,但是外阴检查时看不见向外的膨隆。尽早手术也是唯一的治疗方法。③阴道横隔、纵隔或斜隔。指阴道里面存在隔膜状的结构,依方向不同命名。阴道横隔可位于阴道内任意位置,中上段交界处最常见,厚约 1 cm,多数横隔中间或侧方有一小孔可排出经血。位置较低者,常常影响性生活。分娩时,横隔较薄可切开横隔而自然分娩,但过厚者应行剖宫产。阴道纵隔偏向一侧则形成斜隔。完全纵隔形成双阴道,常常有双宫颈、双子宫。不论纵隔或斜隔,当影响性生活时均应将其切除。

(2)宫颈及子宫发育异常。①先天性无子宫。此类患者表现为超声检查未见子宫,也无月经来潮,但是卵巢发育正常,也有女性的第二性征。②幼稚子宫和始基子宫。前者又称子宫发育不良,子宫比正常的小,呈圆锥形,宫颈比例较大,患者可有少量月经,婚后不生育。而后者为发育更差的一种情况,其子宫极小,且没有宫腔。③双子宫和中隔子宫。双子宫常见两个子宫和两个宫颈,阴道也是分开的,每侧各有一输卵管和卵巢。也能见到两个子宫共用单一阴道的情况。一般一侧子宫可以受孕,产下胎儿。偶尔两侧宫各有一胎儿。中隔子宫是指子宫里面有一纵行隔膜状结构,类似阴道纵隔。双子宫会增加胎位异常的概率。而中隔子宫容易发生不孕、流产、早产和胎位不正。④双角子宫和鞍状子宫。子宫底部稍向下凹陷,称为鞍状子宫;若下限较多呈双角,则称为双角子宫。这两种情况一般没有症状,有时可出现月经较多、痛经,伴有宫腔狭窄者怀孕易早产或流产。⑤单角子宫和残角子宫。宫底一侧发育正常,另一侧完全不发育或发育不良分别叫作单角和残角子宫,单角子宫常伴单卵巢、单输卵管及独肾。这两种畸形子宫常常不能正常妊娠,治疗方法需要根据患者具体情况决定。

(3)输卵管和卵巢畸形。如单侧或双侧输卵管缺如,副输卵管、输卵管发育不全或闭塞,卵巢未发育或发育不全,副卵巢、卵巢分裂等。此类畸形难以采用手术治疗。

(三)两性畸形

因为性分化过程异常导致的畸形,患者生殖器官介于男女之间的现象,称为两性畸形。根据生殖腺的性别特征,分为以下三种。

(1)真两性畸形。两性畸形中最罕见的一种,患者同时具有睾丸和卵巢,可能一侧为卵巢,另一侧为睾丸;或每侧同时存在睾丸和卵巢,称为卵睾;也可能一侧为卵睾,另一侧为睾丸或卵巢。外生殖器多为混合型,或以某种性别为主。真两性畸形若确诊及时,按女性矫正治疗较好。个别子宫发育良好的患者切除睾丸后,还能恢复正常月经和生育能力。

(2)男性假两性畸形。患者染色体核型为男性(46,XY),生殖腺为睾丸,但生殖管道和(或)外生殖器并未向正常男性发展,而是部分或完全发育成女性内、外生殖器官,表现为外生殖器为女性,伴有发育不良的乳房,或有短小的阴茎或肥大的阴蒂,没有生育能力。

(3)女性假两性畸形。患者染色体核型为女性(46,XX),具有卵巢、子宫以及阴道,但是外生殖器不同程度地向男性发展,因此这类畸形又称外生殖器男性化。轻者可有阴蒂肥大,重者阴唇融合甚至出现阴茎。得到早期、合理治疗的患者,可能拥有正常的月经和生育能力,但身高矮于正常成年女性的平均身高。

生殖器畸形是人体发育畸形的一种重要类型,很有可能会影响患儿的生长发育、心理健康以及成年后的工作、婚姻和生活,及早发现、诊断和治疗可以在一定程度上减少对患者的影响。

性器官的解剖与生理

性器官,顾名思义,就是两性进行性活动的主要器官。除此之外,性器官还承担着区分男女两性的生物学差异(结构、功能、行为等方面)、繁衍后代(生殖)的职能。男女的生物学差异,可以分为两大部分,第一部分是出生时就已经可以区分的特征,即男女性器官的不同,称为主性征(第一性征);第二部分是男女在发育过程中出现的身体变化,如毛发分布、骨盆宽度、体型、皮下脂肪量、音调、喉结以及男性遗精、女性月经来潮、女性乳房发育等,这些称为副性征(第二性征)。男性和女性的主性征在胚胎发育时期就已经确定了,而副性征的显现及正常状态的维持主要依靠性腺分泌的性激素的促进作用。性激素包括男性的雄激素和女性的雌激素、孕激素,前者主要由睾丸分泌,后二者主要由卵巢分泌。

性器官按照生理功能可分为主性器官与附属性器官,前者包括男性的睾丸和女性的卵巢;后者包括男性的附睾、输精管、射精管、精囊、前列腺、尿道球腺和阴茎,女性的子宫、输卵管、阴道、前庭大腺、阴阜、大阴唇、小阴唇、阴蒂与处女膜等多个结构。若按照结构可分为内生殖器与外生殖器:其中内生殖器主要包括①生殖腺(如睾丸和卵巢),作用是生成生殖细胞、分泌性激素,②生殖管道和附属腺体,是贮存、输送或营养生殖细胞的结构;外生殖器为显露于体表的两性交接器官。各器官虽然具有不同的功能,但是又互相联系,在人类性活动中共同发挥作用、密不可分。

一、男性性器官的解剖与生理

男性内生殖器包括生殖腺(睾丸)、输精管道(附睾、输精管、射精管、男性尿道)和附属腺体(精囊腺、前列腺、尿道球腺);外生殖器包括阴茎和阴囊。

(一)男性内生殖器官

1.睾丸

正常成年男性有2个睾丸,呈微扁椭圆形,左右各一,被精索悬吊、保持在阴囊腔内。发育成熟的睾丸平均大小在(3.5～6)cm×(2.3～4)cm×(2～2.8)cm之间,左右两个睾丸的大小和高低不一定完全一致,只要差别不大,一般都视为正常。睾丸实质被包裹在表面的一层坚韧的结缔组织被膜里面,即睾丸白膜,它对睾丸实质起到保护作用。睾丸纵切面图,如图2-2-1所示。

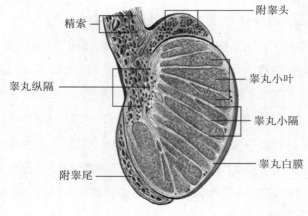

精索

附睾头

睾丸纵隔

睾丸小叶

睾丸小隔

睾丸白膜

附睾尾

图2-2-1　睾丸纵切面图

睾丸具有生精和内分泌的双重功能。原始生精细胞(精原细胞)大约需要两个半月才能发育成为精子;支持细胞具有支持和营养生殖细胞的作用。曲细精管之间填充着结缔组织,其中包含着间质细胞,它主要分泌雄激素,雄激素作用广泛,主要作用有诱导胚胎向男性分化、维持生精作用、刺激附属性器官的生长、促进副性征的出现并维持正常状态、维持性欲以及影响代谢等。

2.附睾

附睾是男性精子成熟、储存及运行的部位,它位于睾丸的后上方,一般分为头、体、尾三段。从睾丸延伸出来的输出小管首先在睾丸上端形成一膨大部分称附睾头,接着又曲折回合形成3～4 m长、高度弯曲的一管道,即附睾管,被包裹在一个鞘膜样结构中,构成附睾的体、尾部。附睾的头部连接睾丸,尾部连接着输精管,睾丸生成的精子通过输出小管进入附睾头端,在附睾中成熟、运行,通过输精管到达下一个部位。

3.输精管

输精管是一种管状结构,管腔狭窄,直径5 mm,全长35～45 cm,管周被厚厚的肌层包裹。睾丸生成的精子,在附睾成熟后,通过输精管输送到尿道,然后排出体外。射精之前,精子从附睾体远端快速到达输精管近端;射精时,输精管产生蠕动性的收缩活动,大量精子便通过输精管从射精管射出。这一系列过程是由交感神经控制的。睾丸、附睾及输精管等的模型图，如图2-2-2所示。

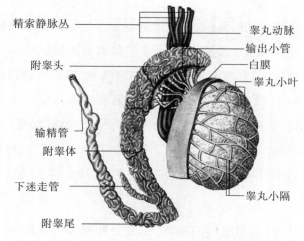

图2-2-2　睾丸、附睾及输精管等的模型图

4.精囊腺

精囊是一对左右各一的长椭圆形囊状结构，表面凹凸不平，长2～4 cm，宽1～2 cm，位于膀胱底后方，输精管壶腹的外侧，下段变细称为排泄管，与输精管末端合成射精管。精囊腺分泌一种富含果糖成分的黏稠液体，这种液体平时可储存于精囊腔内，直到射精开始启动时进入射精管，它的主要作用是提供给精子运动所需能量，稀释精液，便于精子活动。

5.前列腺

前列腺呈前后稍扁栗子形，位于膀胱与尿生殖膈之间，上端宽大，与膀胱颈相连，下端尖细，位于尿生殖膈之上。前列腺大小会随年龄变化，由于它包绕尿道起始部，若其增生变大，可能压迫尿道引起排尿困难，这就引起了我们常说的"尿频、尿急、尿不尽"，常见于老年男性。前列腺是男性生殖系统最大的腺体，其分泌物是精液的组成成分，有给精子提供营养和提高精子活动能力的作用。此外，前列腺具有性敏感的特征，受到刺激可以引起性兴奋。

精囊腺和前列腺对于精液的形态变化具有重要的意义。精囊腺会分泌一种凝固酶，使得精液刚射出时呈现稠厚的胶冻状；而前列腺分泌纤维蛋白溶解酶，反过来使得呈胶冻状的精液液化。

6.尿道球腺

尿道球腺也是左右各一的腺体，约豌豆大小，球形，位于尿道球后上方，其腺管开口于尿道球部，它的分泌物量小，主要在性兴奋时分泌，组成射精时最初射出精液的主要成分，起润滑尿道的作用，有助于精子通过。

（二）男性外生殖器官

1.阴囊

阴囊由皮肤和肉膜等组成，囊袋状，位于阴茎后下方。阴囊的皮肤薄而柔软，有少量阴毛，色素沉着明显呈深褐色。阴囊的皮下浅筋膜富含平滑肌纤维，称肉膜。肉膜还构成阴囊中隔，把阴囊分为左、右两部分，容纳左右睾丸、附睾和输精管的下段（起始段）。

阴囊的主要功能是容纳、保护睾丸。另外，阴囊内保持低温状态（低于体温2 ℃左右），是精子发育的必要条件，肉膜随环境温度变化呈反射性"热胀（弛）冷缩"，导致阴囊松弛（增加散热）或皱缩（减少散热）；此外，阴囊皮肤汗腺、血管等随着环境温度的变化调节散热量，与肉膜共同作用从而调节阴囊内的温度，有利于精子的发育、存活。

2.阴茎

阴茎是男性进行性活动最直接的器官，长度受种族、激素等影响而有所差异。阴茎可分为头、体、根三部分。阴茎根，又称阴茎脚，固定于耻骨下支和坐骨支，在阴茎勃起变硬变粗时提供稳固的支点。阴茎体是阴茎中间呈圆柱状的结构。阴茎头是前端的膨大部分，俗称"龟头"，其尖端有尿道外口，是精液和尿液的共同出口。阴茎头后方的缩细处叫阴茎颈（冠状沟）。阴茎头分布有丰富的神经末梢，对性刺激非常敏感。阴茎由外向内包括皮肤、结缔组织（包含筋膜、神经、血管）、海绵体。阴茎的皮肤薄而柔软，包绕阴茎头的双层环形皱襞，称阴茎包皮。阴茎及其横切面如图2-2-3所示。

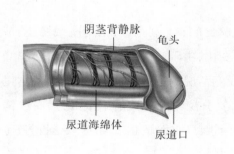

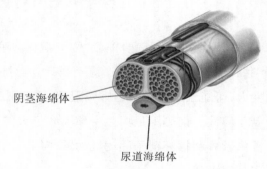

图2-2-3　阴茎及其横切面

（1）阴茎除了颈部之外的皮肤都没有毛囊、汗腺和皮脂腺，而阴茎颈部，也就是包皮所在处，可堆积分泌物形成一种色白味臭的包皮垢，使得包皮局部变成一个容易藏污纳垢的地方。阴茎头腹侧有一皮肤皱襞连接包皮和尿道外口，称包皮系带，这个结构看似不起眼，但是若受到损伤可能导致阴茎勃起障碍。男性幼儿的包皮较长，遮住整个阴茎头及尿道外口，一般随着年龄的增长，阴茎延长，包皮会逐渐后缩至长度适中。包皮长度异常有两种情况，一种称为包茎，即包皮完全包着阴茎头，包皮口狭小，不能翻开显露阴茎头，最极端时可影响龟头的血液循环，使其发生水肿，甚至坏死；另一种情况称包皮过长，是指包皮盖住尿道口，但上翻时能够显露尿道外口和阴茎头。由于包皮垢的存在，包皮过长和包茎的男性容易发生局部感染，还可能影响阴茎发育，甚至诱发阴茎癌，因此包皮过长者需注意包皮局部的清洁卫生，必要时还需进行包皮环切术。

（2）阴茎的筋膜由浅入深依次为阴茎浅筋膜、阴茎筋膜和白膜。阴茎筋膜包绕三个海绵体，是一个薄而致密的结构。白膜包绕阴茎海绵体，厚而韧，伸展时有刚性，当阴茎处于松弛状态时，白膜皱缩，2 ~ 4 mm 厚，当阴茎海绵体充盈时，白膜伸展，变薄变硬，这是性兴奋时阴茎勃起变硬的物质基础。

（3）阴茎的血管和神经在勃起中具有尤其重要的作用。阴茎血管中，动脉保证血液供应，使阴茎能够充血肿胀从而发生勃起；静脉主导血液回流，促使阴茎肿胀及时消退，避免产生异常造成持续勃起。阴茎神经主要将阴茎接收到的刺激信号传入大脑，从而产生性冲动，诱发性活动。

（4）阴茎的海绵体有三个，分别为位于阴茎背面、成对的阴茎海绵体和阴茎腹侧面的单个尿道海绵体。尿道海绵体全程包裹尿道下段。海绵体作为阴茎的勃起组织，具有很特别的内部结构，它们由不规则的血窦组成，血窦是由海绵体小梁隔成的迷宫样间隙，直接与血管相通，由此一来，阴茎勃起时，海绵体发挥"海绵"样作用，被大量血液充满而肿胀，同时，白膜伸展变薄变硬，限制阴茎体积的增大，两者相辅相成使得阴茎变硬而勃起。

3.男性尿道

男性尿道由于兼具排尿和排精的功能，因而也在此做简要介绍。成年男性尿道平均长 16 ~ 22 cm，起点位于膀胱的尿道内口，终点位于阴茎头的尿道外口。尿道从上至下分为三部分：最宽的前列腺部，是尿道穿过前列腺的部分，长约 3 cm；最短的膜部，约 1.5 cm；最长的海绵体部，是尿道远端被阴茎尿道海绵体包裹的部分。

二、女性性器官的解剖与生理

女性性器官也分为内生殖器和外生殖器，以及一对特殊的性器官——乳房。内生殖器包括生殖腺（卵巢）、生殖管道（输卵管、子宫、阴道）和附属腺体（前庭大腺）；外生殖器即女性外阴，包含阴阜、大阴唇、小阴唇、阴蒂、阴道前庭等。女性外生殖器如图 2-2-4 所示。

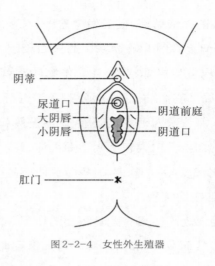

图2-2-4　女性外生殖器

(一)女性内生殖器官

1.卵巢

卵巢位于女性下腹部,左右各一个,呈扁椭圆形,有一个形象的方法可以描述其大小,那就是卵巢大约相当于本人拇指远节指头大小。卵巢通过与周围的器官相连来保持一个固定的位置,其上端与输卵管和骨盆壁相连,下端与子宫相连。女性卵巢相当于男性的睾丸,有产生卵子和分泌雌性激素(主要含雌激素和少量雄激素)的作用。在青春期之前,女性的卵巢表面是光滑的;性成熟之后,由于周期性的排卵作用,卵巢表面会出现瘢痕而变得凹凸不平;绝经以后,卵巢会逐渐萎缩,不再排卵,产生的激素也慢慢减少。

2.输卵管

输卵管是成对的肌性管道,分别与子宫上面左右相连,就像两只细长而弯曲的手臂往外伸展。或许我们应该将输卵管称作是生命最初的起源地,因为这里是精子与卵子相遇的场所。

3.子宫

子宫似倒梨形,前方为膀胱,后方为直肠,下端接阴道,双侧分别有输卵管和卵巢。由此可见,子宫位于女性下腹部的中央位置。成年女性子宫长7~8 cm,宽4~5 cm,厚2~3 cm。子宫分为三个部分:上端较圆称为子宫底,下端较窄称为子宫颈,两者之间的宽大部分称为子宫体。子宫底两侧与输卵管相通,子宫颈与阴道相通。子宫的最内层称为子宫内膜,受激素影响发生周期性的脱落和流血,这就是月经的来源。

如果说输卵管是生命最初的起源地,那么子宫就是真正意义上的"生命的摇篮",因为精子和卵子在输卵管结合生成受精卵后,必须着床于子宫内膜,在子宫中被孕育长大,变成胎儿,然后出生。如果受精卵生成之后没有到达子宫,而是跑到其他地方去了,这时就会发生我们平时说的宫外孕,宫外孕破裂出血可能给女性造成生命危险。

4. 阴道

阴道是一个上宽下窄的管道,前壁长7～9 cm,后壁长10～12 cm。它的前方为尿道,后方为直肠,上端连接子宫,下端连接外生殖器,是女性的性交器官,也是排出月经和分娩胎儿的通道。阴道有很大的伸展性,使得性交时能够容纳勃起变大的阴茎,同时其表面积在女性怀孕时增大,因而生产时阴道容易扩张,有助于胎儿娩出。阴道管壁由内到外分别为黏膜、肌层和纤维组织。性交时,阴道分泌黏液变得润滑,避免与阴茎过度摩擦而受伤。阴道肌层在性交达到高潮时产生节律性收缩,引起性快感。性兴奋过程中,阴道发生显著充血,使得阴道口变窄紧贴阴茎,由于阴道口有非常丰富的神经分布,使得女性在性交时对阴茎与阴道的摩擦刺激非常敏感。

在女性的阴道里面,有一个被视为能引起女性性高潮的区域,称为"G点",由于从解剖角度并没有在所有女性中发现这个区域,因此对于G点的存在目前仍具有很大的争议性。有学者认为它位于阴道下1/3段的区域,也有学者认为G点其实是阴蒂-尿道-阴道复合体。

(二)女性外生殖器官

1. 阴阜

阴阜位于耻骨联合前面,呈丘状,下邻双侧大阴唇,因皮下脂肪丰富而略隆起。女性阴毛在进入青春期后长出,也是女性的第二性征之一,呈倒三角形,其浓密和色泽因种族和个体不同有所差异。阴阜位于下体前方,在性交过程中起支撑和缓冲的作用,以此保护阴道口避免受到太过猛烈的冲击而受伤。需要注意的是,男性耻骨联合部的三角区域也有阴阜这个结构,下方悬挂阴茎和阴囊,也能缓冲性交中的冲击,从而起到保护性器官的作用。

2. 大阴唇

大阴唇是阴道口两旁的一对纵形隆起的皮肤皱褶,从阴阜往后延伸到达会阴。大阴唇外侧面为皮肤组织,因为色素沉着而呈现较深的颜色,同时,大阴唇也分布有阴毛,含有毛囊、皮脂腺和汗腺;其内侧面皮肤常常呈湿润状。大阴唇内含有丰富的血管、淋巴管和神经,在受伤后容易肿胀,性兴奋期也会充血变厚。未生产过的妇女大阴唇两侧自然向中间合拢,在一定程度上保护阴道口及尿道口,分娩后逐渐向两侧分开,绝经后的妇女大阴唇会萎缩变扁。

3.小阴唇

小阴唇是大阴唇内侧的一对薄皮肤皱襞，小而柔嫩，长3～4 cm，平时这个结构被大阴唇所遮盖，需要翻开大阴唇才能看见。两侧小阴唇的前端相互结合后形成阴蒂包皮及阴蒂系带；后端与大阴唇后端汇合，相结合形成一条横形的阴唇系带，位于阴道口之后。与大阴唇不同的是，小阴唇表面湿润、无毛，但它也含有皮脂腺，大小阴唇的分泌物会在局部堆积，因此外阴需要保持清洁卫生，避免产生难闻的味道甚至发生感染。小阴唇含有丰富的神经末梢，对各种刺激十分敏感，是性唤起的重要器官。女性性兴奋时，小阴唇会发生一系列变化，即颜色加深、逐渐充血外翻显露阴道口，便于阴茎插入完成性交；因此若在小阴唇外翻程度不够时进行性交，可能因为小阴唇被挤入阴道口而产生性交疼痛。

4.阴蒂

阴蒂位于两侧小阴唇顶端的下方，是一个相当于男性阴茎的存在，大小因人而异，它也由海绵体组成，部分被包皮围绕，会在性兴奋时勃起。阴蒂分为3部分：最前面的是阴蒂头，暴露于外阴而肉眼可见，因神经纤维丰富而感觉敏锐；中间为阴蒂体，被阴蒂包皮覆盖因此看不见；最后面的是阴蒂脚，附着在两侧耻骨支上，就像阴蒂稳固的根基。

阴蒂因为富含神经末梢，是女性身上对性刺激最敏感、反应最强烈的器官，在性反应方面极为重要。与其他女性生殖器官所不同的是，阴蒂只有唤起女性性欲、增强性兴奋感、使女性达到性高潮的功能，而没有直接的生殖作用。但过强或不当的刺激，不仅不会引起性兴奋，相反可能导致女性产生痛觉。

5.阴道前庭

双侧小阴唇之间的菱形区域，叫作阴道前庭，起止点分别为阴蒂头、阴蒂系带。从前到后，此区域包含以下结构：①前庭球，又称阴蒂球、球海绵体，由静脉丛组成，是位于阴道口双侧小阴唇皮下的两个勃起器官，相当于男性的尿道海绵体，前端接阴蒂，后面紧靠前庭大腺，表面有肌肉覆盖。女性性兴奋时，前庭球静脉丛充血、肿胀而勃起。②前庭大腺，相当于男性的尿道球腺。位于前庭球后端，双侧大阴唇深面，如黄豆大小，以长约2 cm的细导管开口于阴道前庭后方。性兴奋时，前庭大腺分泌黏液从导管排出，润滑外阴，尤其是阴道口，有利于性交进行。③尿道口。女性尿道口较小，位于阴蒂头后下方、阴道口前方，在尿道外口的后壁上有1对腺体并列，称前庭大腺，其分泌物也有润滑作用，由于其开口小，病原微生物易在此处增生，加之女性尿道较短，因此女性容易发生尿路感染。④阴道口。阴道口是月经排出和胎儿娩出的出口，也是性交时阴茎进入阴道的入口。未有过性行为的女性，其阴道口周围有一圈环形或半月形的黏膜皱襞，称为处女膜。处女膜封住阴道口，其中央多有一小孔，女性月经由此排出体外。孔的大小因人而异且变化很大，甚至可能闭锁需要手术切开，或处女膜缺失。处女膜内含有结缔组织、血管及神经末梢，因此在初次性交时，阴茎进入阴道造成处女膜破裂，会引起出血、疼痛。大多数女性的处女膜很薄，可因性交撕裂，也可能因剧烈运动如骑马、骑车等破裂，而少数女性处女膜较厚，在初次性交时也未必会出血。因此，处女膜是否完好并不能作为判断是否为处女的科学依据。处女膜破裂后会留下处女膜瘢痕。

（三）乳房

乳房是哺乳动物特有的结构，能分泌乳汁、喂养婴儿，是女性的哺乳器官。同时乳房作为女性的第二性征，可以增加女性魅力，也是重要的性敏感区，在男女性活动中具有重要的作用。未生育成年女性的乳房形态各异，可呈扁圆形、半球形或圆锥形。乳房主要由皮肤、腺体组织和脂肪组织构成。乳头上神经末梢丰富，感觉敏锐，刺激乳头很容易唤起性欲。在青春期之前，男女的乳房几乎没有什么差别。女性从青春期开始，在卵巢分泌的雌激素及孕激素的作用下，乳房逐渐发育长大，加之脂肪沉积与结缔组织增生而变得丰满、富有弹性。某些女性会在月经前期感到乳房轻微胀痛，可能与女性激素促进乳腺管扩张、充血及乳房间质水肿有关。在妊娠期和哺乳期，为了进行哺乳，乳房明显增大，产后进入哺乳期，乳房开始分泌乳汁。女性随着年纪增大，乳房会因为乳腺萎缩而变小、弹性下降。

有学者认为，乳房在心理学方面具有其特殊的意义，它们是女性的一个重要象征，可能在吸引异性方面也有一定的意义。两性接触时，抚摸乳房是一种强有力的刺激，更有利于性唤起。在这个过程中，乳房会充血肿胀，性兴奋减退后又逐渐恢复原状。部分女性可能只需要对乳房，特别是对乳头的刺激即可唤起性欲甚至达到性高潮。多数成年女性都渴望拥有丰满的乳房，并将此作为体现自己魅力的重要象征。但是乳房的发育与遗传、营养、激素等多种因素有关，因此乳房大小在个体间有很大的差别。

三、男女生殖内分泌生理调节

性是人类对性别的确认、性感觉的表达及与此相关的人与人之间的亲密关系等的总和。性包含了多重意义，它不仅在生物学角度象征人类本能之一，也具有特殊的社会学意义。性之于人类，除了繁衍后代外，还有获得快乐、情感以及维护健康的作用。

性欲，简单来讲，是个体在一定生理、心理基础上，受到性刺激而产生的渴望与性伴侣身心结合的欲望。实际上，性欲不仅仅是一种生物驱动力，也是心理学、社会学、文化、宗教等各方面相互作用、相互影响导致的一种复杂的结果。性兴奋，发生在性欲唤起之后，表现为人受到精神或肉体上的性刺激后，性器官等部位出现的一系列生理变化。性行为，是在性兴奋的基础上，男女之间发生的动作和活动，包括狭义的性交，或广义的拥抱、接吻、自慰乃至观看成人电影等与性相关的行为。

人类性反应极其复杂，大多数学者将其归纳为一系列生理、心理和行为上周期性的变化，这将在后续章节中具体介绍。性活动的完成不仅仅是单纯依靠生殖系统的生理过程，还涉及身体的其他系统。虽然男女的性反应过程有所差别，但是都是受中枢神经系统与内分泌激的共同调节，这里主要简要介绍激素对性行为某些方面的影响。

（一）男性内分泌生理调节

1.雄激素的分泌和作用

雄激素由睾丸分泌，包括睾酮、脱氢表雄酮、雄烯二酮等，其中以睾酮的作用最为广泛和重要。简单来讲，从胚胎形成到男性生命结束的整个时期内，雄激素主要发挥以下作用：在胚胎发育期诱导含 Y 染色体的胚胎分化、发育为男性；睾丸发育成熟后，维持精子的生成；在男性性成熟之前，促进附属性器官如附睾、输精管等的生长，显现男性的第二性征，性成熟之后，刺激并维持性欲；促进肌肉、骨骼生长和红细胞生成，增强免疫力。

下丘脑、垂体和睾丸三个器官相互联系、相互制约，构成一个名为下丘脑-垂体-睾丸轴的功能结构，睾丸的功能受到下丘脑和垂体的调节，同时睾丸分泌的激素又反作用于下丘脑和垂体，这一系列的过程维持着睾丸的生精作用、调控性活动，以及保持各种激素处于稳定水平。

雄激素通过受体发挥作用，它对于男性性功能，尤其是性欲方面的作用尤为关键。首先，它可以提高性欲，增加驱动性行为；另外，雄激素通过内侧视前区和中枢神经系统其他区域的雄激素受体，控制射精反射，促进男性性高潮。研究发现，低水平睾酮与射精延迟有关，而过高水平的睾酮可能引起早泄。

2.催乳素在男性性行为中的作用

催乳素（PRL）由腺垂体产生，主要作用是促进乳腺发育，引起并维持泌乳。此外，它对男女两性的性功能及性行为也有明显的影响。血液中催乳素浓度超过一定限度时，称为高催乳素血症，这种疾病状态可以导致男性性欲下降、勃起功能障碍及射精困难，或产生女型乳房、溢乳、肥胖、多脂、体毛减少及小睾丸等现象。由此推测，高催乳素对性欲和勃起的影响，与雄激素缺乏时具有某种相似性。

3.其他影响男性性行为的激素

有学者在动物实验中发现动物射精后皮质醇水平升高,而人体内没有这种变化;虽然皮质醇增多症与男性性欲降低有关,但是其对于高潮或射精的作用没有得到验证。雌激素对于射精也有调节作用。雌激素和雄激素缺乏都会影响性欲和勃起功能。此外,有研究指出甲状腺功能减退和甲状腺功能亢进分别与延迟射精和早泄有关。

(二)女性内分泌生理调节

1.雌激素的分泌和作用

人类雌激素由卵巢分泌。有人认为,雌激素有刺激性欲的作用;也有人认为,雌激素对性欲没有直接影响,而是通过增强神经传导以提高性器官快感,以及血管保护和血管扩张作用从而增加生殖道血流,维持女性性反应。可以明确的是,女性在更年期后,随着体内雌激素水平降低,大多数妇女在性功能方面经历了某种程度的变化,常见的有性欲低下、性交疼痛、性快感减弱等。也有研究显示,每天给绝经期妇女补充适当雌激素,可以增加其性欲、性高潮频率和阴道润滑程度。虽然雌激素对于促进女性生殖器发育和功能成熟起关键作用,但在女性性功能中却不是最重要的。

2.雄激素在女性性行为中的作用

除雌激素外,卵巢还分泌孕激素和少量雄激素。而雄激素却是调节女性性功能最重要的性激素,与性欲、性兴奋及性高潮密切相关。对于女性,也已经有过用睾酮治疗自然绝经妇女性欲降低,以及睾酮提高卵巢切除后继发绝经女性的性欲的报道。过低水平的睾酮也与正常女性性功能受损密切相关,同时还可能伴随阴毛脱落、骨质疏松。然而,雄激素对于女性并不是完全没有害处的,过高的睾酮水平可能引起血脂紊乱,增加妇女患高胆固醇血症和心脏病的风险。

女性性行为还与其他很多内分泌激素有关。比如孕激素对性行为的作用尚不明确,雌激素、孕激素呈一定比例时,孕激素对女性性反应可能起抑制作用;也有人认为,孕激素有"抗动情"作用可降低性欲。而高催乳素血症,可引起女性月经不调、溢乳和不孕,但引起性功能障碍较少见。

综上所述,性行为是一个多因素共同作用的复杂过程,涉及多个系统、多种激素,尤其是神经系统和内分泌系统的调节作用,其中的任一环节出了差错,都可能影响性活动的进行。

第三节

性反应

　　"性"是人生最主要的需要之一。这个观点古今中外的许多哲人都认可,有的甚至认为它是人生的第一需要。所谓的"性反应"就是指性欲从发生到最终完成的一系列过程。这个过程是一个生理上的从开始到结束的过程,也是心理上的从需要到满足的过程。

一、性反应概述

　　1908年德国的心理学家亚尔波特·摩尔(Albert mool)在其专著中首次提出人类性反应分为四个阶段,这也是世界上的首本论述儿童性问题的专著;1920年美国心理学家华生(John Broadus Watson)首创了人体性行为的实验室研究。

　　然而,大家所熟知的并具有代表性的是美国实验性学家马斯特斯(William Masters)和约翰逊(Virginaia Johnson)的研究。

　　他们采用应变计测量了性反应过程中阴茎周长的变化,并通过内装照相机的透明阴茎模型来观察性反应过程中的阴道壁的变化,同时测量男女在性活动过程中的心率、呼吸、血压等多项生理指标。通过对所获的资料进行整理、分析,根据性生理客观变化的顺序和特点,马斯特斯和约翰逊揭示了男女性反应的基本规律,并于1966年发表了专著《人类性反应》,这本著作标志着性科学的科学地位真正确立。

二、性反应周期

　　马斯特斯和约翰逊提出人类性反应包括四个阶段的周期性反应,即兴奋期、平台期、高潮期及消退期(图2-3-5、图2-3-6)。当然,这四个时期,是人为划分的,相互之间并没有截然分明的界限,并可因人、因时而异。

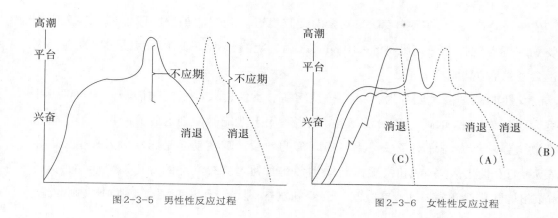

图2-3-5　男性性反应过程　　　　图2-3-6　女性性反应过程

（一）兴奋期

人类性兴奋是性交双方互相通过一系列的性刺激引起整个身体所呈现出的一种亢奋的生理反应,是性交前的一种生理与心理上的准备过程。兴奋期可以很短暂,迅速进入性平台期;也可以缓慢发生,渐进地在较长的时间内逐渐开展。性欲被唤起,身体进入性紧张和性活跃的状态,这就是兴奋期。身体的各种感受器和感受器官以及精神的性刺激都可能引起性兴奋。唤起性兴奋所需要的时间由于年龄、情绪以及个体体质的差异而有所不同,同时也与性器官系统各器官受到的刺激有效强度及时间有关系。当保持足够的性刺激强度及时间时,性兴奋期的反应强度会迅速增强、加速或者是缩短时间。当刺激不当引起心理或者生理的不适,甚至有效刺激突然中断的时候,兴奋期可能延迟甚至中断。如果中断,那么性反应周期就只有兴奋期和消退期两个时期。

兴奋期,男女会发生许多共同的生理变化。性唤起开始时,双方共同的生理反应包括:生殖器充血、肌肉紧张(肌强直)和心率加快。

男女共有的性兴奋特征是肌肉紧张。在性兴奋时躯体肌肉,特别是腿、胳膊、手、颈、下腹部及骨盆区的肌肉发生不自主收缩。如果性兴奋强度非常高,肌肉紧张会使身体产生不停地快速抖动。有研究表明,如果女性故意收紧阴部的肌肉以阻抑性兴奋,有可能在今后性生活中不能产生性高潮反应。

男性兴奋期反应集中于阴茎,体验到性兴奋比女性容易。兴奋期的阴茎会因为充血而勃起,因肿胀而挺举,围绕着海绵体的白膜被充分绷紧,因压力而坚硬,男性阴茎的勃起可以在性兴奋的10 s内发生,因外在因素或性抑制会暂时疲软,条件改善可以重新勃起。阴茎动脉血管供血不足或静脉分支太多可以产生器质性阴茎不举。疲劳、焦虑或激素水平较低时,阴茎难以勃起或勃起不坚。

在性兴奋产生后，阴囊收缩，睾丸会向腹腔靠近。此时的阴囊肿厚、绷紧，但是阴囊变硬固定不动的状态只能维持5～10 min，之后的阴囊会重新变软和摆动。男性在兴奋期也会发生乳头勃起。

而女性的性兴奋表现分为：（1）"爱液"增多。女性进入性兴奋的最明显的表现就是前庭大腺分泌液增加，阴道的分泌液也会增多，用手就能触摸到这些分泌液。通常情况是性欲望强烈程度与分泌量成正比。（2）阴蒂的勃起。阴茎勃起是男性进入兴奋期的主要表现，而女性进入兴奋期时，阴蒂同样也会充血勃起。（3）乳房的变化。女性在进入性兴奋期时，乳房会迅速充血，其表面还会变红发热、胀大，乳头变硬。（4）肌肉规则收缩。主要表现为手足痉挛等。

在性兴奋的中后期，男女双方都可能出现性红潮。性红潮是指因为性兴奋引起的血管扩张和充血，其表现为面部、颈部、前胸的皮肤发红，有时全身的皮肤也会充血发红。也都会出现心率加快，甚至会出现呼吸急促、呻吟、不安等现象。

（二）平台期

平台期又叫持续期，指兴奋期后至高潮期前的一个性紧张更加强烈并且稳定发展的阶段，持续时间大约半秒到几秒。平台期的性器官无突然的生理变化，只是在兴奋期的基础上得到维持并且持续性加强。男性的阴茎静脉充血进一步加强，阴茎周长达到最大，硬度进一步加强。有研究表明，这个时期睾丸充血胀大比性唤起前增大50%～100%。阴囊和睾丸进一步收缩，紧贴躯体。尿道球腺一般分泌少量分泌物，并自尿道外口排出，其内可能含有活动的精子。女性在平台期最显著的生理变化出现在阴道和阴蒂。阴道壁的前1/3因过度充血膨胀而明显增厚，这一段阴道腔变窄，对阴茎起到一种增强的"紧握"作用。所以，男方阴茎大小本身，对女性所感受到的刺激强度并不重要，而此时阴道的后2/3的内径扩展，从而子宫也相应提高，这样就减少了阴茎抽送时所造成的直接刺激。因为阴道后2/3段几乎不存在感觉神经末梢，而阴道前1/3段及阴道口周围黏膜，则集中了丰富的感觉神经末梢。由此证明了阴茎粗细、长短的差别，并不影响女性的性快感。阴蒂头和阴蒂体在耻骨联合向上收缩，加上阴唇的充血，使阴蒂难以看出，但此时阴蒂的敏感性仍然很强。其他器官的生理变化包括子宫体积的增大和乳房进一步胀大。女性的性兴奋期乳晕的充血、膨胀更加显著，反而掩盖了乳头先前的竖起（其实这种竖起仍然存在）。男女的其他生理变化，包括全身的肌强直、心动过速、过度换气和血压升高，这些变化主要见于性平台期的晚期。

（三）高潮期

这是性反应周期中的顶峰阶段,持续时间可达数秒。如此短暂的极致性感体验把之前持续的肌紧张通过神经反射弧,通过不随意的肌肉痉挛形式予以释放,与此同时,体验到心理快感的极度满足。男性高潮期的表现指征是精液排出,即射精。射精的第一阶段,精液从附睾管和精囊腺、射精管、前列腺等附属性腺器官排入尿道前列腺部。此时,男子的主观体验是一种"射精不可避免的感觉"。此时也是男性性反应不可能再中断的征兆。第二阶段是由前列腺、会阴部肌肉、阴茎体一起有节律地协同收缩,把精液从尿道前列腺部急速排到尿道膜部和尿道阴茎部,最终射出尿道外口。伴随射精的主观感觉主要是极度的特殊快感。女性高潮期不像男性射精那样有明显指征,其主要生理反应是以阴道下 1/3 的肌肉节律性收缩为特征,同时伴有无节律性的肛门括约肌的收缩和子宫收缩。从主观体验来看,女性在性高潮时主要有一种以阴蒂为中心向外周呈波浪式扩散的感觉,有下坠、肿胀撑开或一种似电击般的强烈感觉,主要体验到了极大的舒适和满足感。

男性和女性性高潮的全身反应相同:皮肤的红晕变多、加深,面部、躯干、四肢的肌肉常有不由自主地轻微抽搐,肋间肌及膈肌的抽搐可引起短促的发声;随着身心的极度兴奋,心率、呼吸频率和血压都升达顶峰,女性的呼吸和循环变化也存在,但是没有男性明显。

（四）消退期

消退期是性反应周期的最后阶段,一般需要 5～10 min,包括身体的紧张肌肉逐渐松弛、恢复正常,性能量得到充分释放。在消退期所发生的性器官的生理变化,恰是兴奋期和平台期生理变化反过程。

男性是以阴茎的勃起消退为特征,有的人(或有时候)消退过程较快,还有的人(或有时候)部分或完全阴茎勃起还可以继续维持,不会在短时消散。男性的性消退期分两个阶段:第一阶段阴茎收缩,使充血作用迅速减弱,勃起很快消失;第二阶段性器官的膨胀消退,相当于恢复正常血流的缓慢过程,睾丸若未再受到有效的性刺激,体积缩小,并逐渐下降。女性随着性高潮出现时性器官和骨盆肌肉的节律性收缩,使过量的血液排出性器官及其组织,第一个生理变化是乳房消胀,随后子宫回复到盆腔的原位,阴道开始缩短、变窄,阴蒂也下降到原来的解剖位置。

消退期并不意味着性活动的结束,尤其是女性多需要继续的爱抚和温存,以便达到充分的身心放松和满足。由于在高潮期间体力的消耗及生理特点的影响,男性往往有

"疲惫"感和倦意。了解两性消退期的特点,有利于夫妻间和谐地度过此期。

如男方不注意女方的这种性反应特点,往往在性交过程中,双方的性过程不能同步进行。这就是说,男方已经到了性高潮(即射精),性交已结束,而女方还没有到高潮期,尚未得到性满足。另外,男方的性反应消退期短,而女子的消退期长,如果男方射精后就想睡觉,这时女方的性满足的情绪就会受到一定的影响。为了使性生活和谐,使双方都能得到性满足,男方可以通过语言、抚爱、接吻等去激发女方的性欲,适当延长准备阶段,等女方进入了兴奋期后再进行性交;并可以在性交结束后继续爱抚女方,等女方的性欲完全消退后共同结束性生活。

女性在性紧张尚未低于平台期水平而又继续受到新的性刺激时,具有再次获得性高潮的潜在能力,但不能认为只有多次性高潮,才是正常的反应;而男性却有在性消退期对进一步的性刺激不再发生反应的时期,称为不应期。此乃男性为了积蓄精力,使精子数量和精浆得到充分补充以备再次性兴奋之需。男性不应期的长短具有个体、体质和年龄等方面的差异。有些体质好的年轻男性只需几分钟就能重新勃起和再次射精;而有些男性则在数小时仍不能恢复性兴奋;老年男性的不应期可能长达数天。这些都属正常范围。

在性活动心理反应和情感需求上的差别,男性往往更倾向于重视以生理反应为基础的直接快乐;而女性则常常倾向于强调以情绪反应为基础的心理愉悦。

三、性敏感区

男女双方在性反应过程当中的性敏感区也有所差别,男性的性敏感区主要集中在外生殖器及其周围地区,而女性的性敏感区分布比较分散,可以从头到脚都有敏感区。当然,男女双方也有一些共同的敏感区。

男性的性敏感区包括:①外生殖器,包括阴囊、阴茎体和龟头。其中龟头通常是阴茎最敏感的部位。②会阴,即阴茎根部到肛门的部位。③对有些男性,乳头也是性敏感区。

女性的性敏感区包括:①外生殖器,包括阴唇、阴道内部和阴蒂。其中阴蒂是女性性感应区中最敏感的部位,它的主要功能就是产生性快感。②乳房和乳头。许多女性,但不是全部女性,发现她们的乳房反应非常强烈,少数女性甚至仅仅通过吮吸乳头就能够达到高潮。③对有些女性,会阴,即阴道和肛门之间的部位,也是性敏感区。

男女双方共同性敏感区包括:面部、嘴唇、耳垂、后颈、双臂、肘部、指尖、臀部、肛门、腋窝、大腿内侧以及足部。对于男女而言,这些部位也有助于性唤起。

【本章小结】

性进化就是体现性是生物进化与社会演化的产物,这里提到的性与动物的性是有所区别的。性器官的发生与分化则从组织胚胎学角度解释了男女性器官的形成,这是生物学范畴的性。

性发育过程就是人类性器官的发生和分化,它是由一系列复杂的连续事件共同完成。从时间上可简单划分为两个阶段:①性别决定,原始性腺发育形成睾丸或卵巢;②性别分化,内外生殖器分化决定产生男性或女性。

男性内生殖器包括生殖腺(睾丸),输精管道(附睾、输精管、射精管、男性尿道)和附属腺体(精囊腺、前列腺、尿道球腺);外生殖器包括阴茎和阴囊。

女性性器官也分为内生殖器和外生殖器,以及一对特殊的性器官——乳房。内生殖器包括生殖腺(卵巢),生殖管道(输卵管、子宫、阴道)和附属腺体(前庭大腺);外生殖器即女性外阴,包含阴阜、大阴唇、小阴唇、阴蒂、阴道前庭等。

人类性反应包括四个周期性反应,即兴奋期、平台期、高潮期及消退期。当然,这四个时期是人为划分的,相互之间并没有截然分明的界限,并可因人而异,因时而异。

【思考题】

1.男性和女性的性器官各包括哪些结构?

2.人类生殖管道是由哪个结构分化发育而来?

3.性激素主要种类有哪些?分别由哪些器官分泌?

第三章

性心理学
基础

【本章要点】

　　性心理概述，包括性的本质和性的发展过程；性心理健康及标准；大学生性心理的表现和特征；常见的性困惑；大学生性心理保健。

【学习目标】

　　掌握性心理健康及标准；掌握大学生性心理的表现和特征；掌握大学生性心理保健方法；了解性的本质和发展过程；了解常见性困惑的表现。

第一节
性心理概述

　　我们每个人都是性塑造的生命，都伴随着性的发育成熟而长大，性是我们生命中非常重要的组成部分。一谈到性，一些大学生会表现得十分敏感或羞怯，这是一种狭隘的认识，而且也是十分片面的认识。实际上，性既是一种生理现象，又是一种社会现象，也是一种心理现象。性包括了非常丰富的科学内涵。

一、性的本质

（一）性是人的自然属性和社会属性的统一

　　作为自然属性的性，是人类最基本的生物学特征之一，人对性的需要，就如人需要饮食、呼吸一样，都是人的一种自然本能，正如古人云"食色，性也"，《礼记·礼运》记载"饮食男女，人之大欲存焉"，均表明人生来就有食欲和性欲两大欲望。性是人类繁衍进化之本，性活动则是人类社会生活的基本内容之一，无论何时何地，人的性行为受到社会的制约和规范。只有性行为被控制在社会允许的范围内，人自身才能获得健康的生存与发展，社会才能够获得安定和文明。

（二）性的多重含义

我们谈到性时，常会用到"性""性别""性别角色"等词，虽然日常使用时，我们会把这几个词互换，但实际上，他们分别从性的几个构成方面，反映了性的特质：①性，是生物学上的词汇，常指男女两性在生物学上的差异。它包括男女两性染色体不同、性腺不同、性激素不同、生殖器不同、第二性征不同等。②性别，是心理学上的词汇，它是指男女两性在生理差别基础上造成的心理差别，主要表现在性格、气质、感觉、情感等方面。③性别角色，是社会学上的词汇，它是指社会按照人们的性别，赋予人们不同的社会行为模式。比如，男女在家庭和社会生活中扮演什么角色，主要是由社会道德、风俗、伦理以及传统文化所决定的，男人要刚强、坚韧、独立，女人要温柔、善良、贤惠等，都是性别角色的社会体现。

（三）什么是性心理

性心理是一切关于性的心理活动，是主体有关性生理、异性对象及两性关系的反映，也称性意识。它涉及对性的认识、性的情绪体验、对性行为的控制等一切与性有关的心理活动。性心理可分为以下四个基本成分，包括性感知、性思维、性情绪和性意志。①性感知：性感知是对有关性的事物的感知，包括与性内容相关的视觉、听觉、触觉、运动觉和内部感觉等，性感知是产生其他性心理的基础。②性思维：是对有关性问题的思考和想象。比如，如何追求异性、想象性行为和性活动等。③性情绪：是对性活动和异性对象的态度的体验。如性快感、对异性的好感或爱恋、性嫉妒等。④性意志：是主体对性行为、性活动的控制和调节。性感知是基础，性思维是想象过程，性情绪是体验，而性意志起调控作用。

性心理各个成分相互联系、相互制约。其中，性思维起主导作用。通过性思维，主体不断获得对有关性问题的理解，因而形成对有关性问题的某些观点，这些观点趋于系统化和稳定化，促使性爱观形成，成为个体价值观的一部分。

二、性的发展过程

（一）性生理的发展

青春期是人的一生中一个急剧转变、突飞猛进的发育时期。在青春期，生殖系统发育完善，是儿童期向成年过渡的显著生理标志。而青春期，又分为三个阶段，即青春前期、性征发育期和青春后期。①青春前期,主要是指男孩子11～13岁以及女孩子10～13岁这个年龄阶段。在这个阶段,男女生的体格、形态呈现高速发育的态势。②性征发育期,主要是指男孩子14～17岁以及女孩子13～16岁的阶段,这个阶段主要是性发育,包括生殖器官的发育、第二性征的出现,直至性发育成熟。③青春后期,是指男孩子18～21岁以及女孩子17～19岁的阶段,在这个阶段,性发育已经完成,骨骼愈合,身高也停止增长。

青春期性生理的成熟对心理的发展具有重要的意义——身体的迅速成长和性成熟使青少年产生"成人感",促使个性尤其是自我意识的发展。那么,同时,性成熟促使青少年开始意识到两性关系,促使他们对异性产生兴趣,同时有了新的感知、感情和体验,性心理也得到了发展。

(二)性心理的发展

实际上,关于性心理的发展是从出生就开始了,一直延续人的一生。性心理简单地可分为青春前期、青春期、青年期、中年期和老年期,这五个阶段,是从对自我性别的认同,到对异性交往的渴望,恋爱,最后结婚,经营婚姻,繁衍下一代,完成人生的过程。

1.青春前期性心理

(1)婴儿期性心理。目前的研究表明,从心理上说,婴儿并没有形成性意识,但从行为和发展的角度看,婴儿期性心理现象是普遍存在的。婴儿期性心理存在以下特点:出生到一岁左右期间,弗洛伊德称其为"口欲期"。胎儿在子宫内就已经开始有吮吸手指的动作。出生后,婴儿的吮吸动作是一种本能行为,大多数性心理学家认为,婴儿吸乳含有性的因素,婴儿在吸乳时,其嘴唇与母亲的乳头接触时,婴儿会感觉到极度愉快。另外,人们也注意到,与初生婴儿不同的是,几个月后的婴儿吮乳并非完全由于饥饿引起,吮乳还能带来安全感,是对付哭闹的好方法。而当婴儿吸不到乳头的时候,往往会吮吸自己的手指,这种行为也会带来一些快感。他们在吮吸时流露出的幸福感和满足感非常明显。除此之外,还有很多无意识的性体验,如男婴,表现为玩弄自己的生殖器或骑在家具上摩擦自己的生殖器,同时伴有面部充血,表情紧张;女婴,表现为两腿交叉并拢,同时脊柱弯曲,也伴有面部充血,表情紧张,即"夹腿综合征"。在一岁以后,这种行为会自行消失。针对这个阶段婴儿性心理发展的需要,家庭性教育首先是要提倡母乳喂养,满足婴儿口欲的期望;其次是注意性别同一性,如婴儿的起名、玩具、衣着和对婴儿的谈话、对婴儿的行为要求等内容都要包含特定性别差异的性教育,在潜移默化过程中,使婴儿逐渐熟悉自己的性别角色。

(2)幼儿期性心理。1～3岁属于幼儿期,随着幼儿活动能力逐步提高,活动范围日益扩大,性意识也在萌发。这个阶段是性意识的孕育阶段,之前的性愉快体验从无意识向有意识转化,逐渐认识到性器官的差异,开始识别性身份,意识到自己的性角色。

幼儿性心理发展具有两个特点,即自发性和好奇性。人们常常看到幼儿玩弄、触摸或暴露性器官,喜欢观看、触摸其他同性或异性幼儿的生殖器,或裸体相向,甚至进行性接触游戏,这些都是好奇心驱使,并没有目的性,是一种自发现象。

随着年龄增长,幼儿开始意识到自己的性角色和性身份。幼儿时期的性认识受到家庭父母、社会教育和文化熏陶的影响,其中包括父母对子女的态度、同龄儿童之间的相互影响以及幼儿本身的个性因素。到了3岁或更早时期,幼儿在家庭和周围环境中开始意识到自己的性角色。他们从对体态、形象、服饰等的比较中学会识别是哥哥、叔叔,还是姐姐、阿姨两类性别。父母对孩子的性期望以及他们与其他孩子的关系对幼儿性角色的形成起着重要作用。如果父母不能恰当打扮孩子,或者硬要按照自己的性别愿望打扮孩子,男扮女装或者把男孩当女孩抚养,将严重影响孩子的性别心理发展,最终可能造成孩子性角色识别障碍,导致性心理异常。

这个阶段的性教育首先是防止形成性抑制(如发现孩子在性方面有不合适表现,如玩弄生殖器,要冷静耐心纠正,自然引导,不要怒骂和恐吓。否则,女孩可能出现性冷淡,男孩可能出现性功能障碍);其次是正确回答孩子提出的性问题(如孩子会问"我是怎样来的",正确做法是不主动去问,但有问必答,不说谎。让孩子对性不感到羞耻)。

(3)儿童期性心理。儿童期一般指3～8岁这一阶段,是介于幼儿和少年期之间的发育时期。主要特点:首先是认清性别标志。既包括对自身的认识,又包括对他人的认识,儿童能通过服饰、头发、称呼、声音和行为等认清自己和他人的性别。其次是学习性角色规范。性角色规范即社会对不同的性角色有不同的期望和要求,如男孩儿要学会坚强勇敢,女孩儿要文静贤淑;丈夫要主要承担养家重任,保护妻子;妻子要管理家务和孩子,体贴丈夫等。性角色规范与父母的教育和他们所期待的性角色要求是分不开的,儿童主要是从父母的评价中懂得怎样做才符合自己的性角色规范。

这个阶段的性教育主要是防止产生性神秘感,要以自然的态度去对待孩子的行为,科学引导孩子认识性。养成良好卫生习惯,小孩手淫往往是由于生殖器不卫生或局部瘙痒造成的,要正确引导孩子养成常洗外生殖器、勤换内衣等习惯。注意家中性开放度,避免在小孩面前谈成人话题或做过于亲昵的动作,偶尔被小孩看到也要泰然处之,不要惊慌失措。教育孩子尊重自己和他人,应该指出随意在别人面前暴露生殖器是对别人不尊重,更是对自己不尊重,同时注意自我保护,教育他们自己身体的有些地方是不能让别人看或者触摸的,避免受到性侵害。

(4)少年期性心理。在少年期,性器官处于极缓慢生长状态,性腺分泌激素水平很低。这个阶段的孩子大多精力放在玩要上,对性知识好奇,出现自娱和模仿性游戏。该阶段性教育主要是让他们循序渐进认识自己的身体,不放任性游戏,学会爱护自己的性器官。

2.青春期性心理

在青春期,人体生理上迅速发育改变,性器官成熟,导致性心理随之出现一系列变化。青春期心理变化主要表现为自我意识明显增强,成人感和独立意识增强,出现明显"闭锁心理",具有极强自尊心,有一定评价能力和自制力,价值观初步形成,喜欢追求新鲜事物(喜欢刺激、追星),情感丰富、情绪多变,对未来充满幻想,但情绪不稳定、波动大。

进入青春期后,性意识迅速增强,由于生理上的迅速改变,性器官的发育,第二性征的出现,性心理有了明显的发展,大体分为以下三个阶段:疏远异性期、接近异性期和两性初恋期。

疏远异性期:性器官发育,身体变化明显,性意识增强,男女开始疏远,界限分明,对异性接触感到难为情、腼腆羞涩。此阶段反而更重视同性友谊。但对异性充满潜伏的好奇,还通过各种渠道暗中获得性知识,满足好奇心和求知欲。

接近异性期:随着性成熟,逐渐摆脱心理上的闭锁,开始愿意与异性接触,希望了解异性、爱慕异性。男孩开始注意自己的外形打扮,在异性面前表现出外露热烈,还会做出"英雄行为",显示自己的才华,博得女孩的好感;女孩则比较腼腆矜持,对男孩的好感也不愿轻易表露,还经常幻想自己和异性在一起生活的浪漫场景。但这个阶段男女间的相互爱慕往往不针对一个人,没有专一性,他们注意着每一个异性,又似乎觉得每一个异性都在注视自己。

两性初恋期:青春后期的男女对异性的爱慕比之前更为成熟,转向专一化,开始萌发爱情,常表现为蕴藏在内心深处秘密的爱,大多不以肉体接触表达爱意,而是精神上纯洁的感情,幼稚而单纯。

青春期性心理特点主要体现在以下几个方面:①对性的神秘感和好奇心:女性对性知识的追求较男性开放,她们获取性知识的途径相对多些,如可以从母亲、同性朋友、书刊、影视文学作品等途径获取,她们谈论性问题时较为深入,如经期卫生、乳房保健等;男性对性更加好奇,但心理闭锁倾向明显,他们很少从父母或老师处获得性知识,而是大多从书刊、影视或网络中获取,同学间交谈性也往往肤浅或者带娱乐玩笑的性质,很少涉及实质性问题。②对异性的爱慕与追求:女性面对异性往往羞涩腼腆,摆脱闭锁心理后,开始感到接近异性的感情需要,她们喜欢潇洒、有个性、幽默和有才华的男性,并注意打扮自己,但她们渴望与异性交往常常是心理需要,而不是真正恋爱;男性从疏远到渴望接近异性,表现往往外露而热烈,希望自己在对方心里是英雄,过高期待往往造成紧张或表现失常,语无伦次等。③具有性欲、性冲动和性行为:女性性意识是含蓄渐进的,欲望并不迫切,恋爱期间更看重心灵交融,而对肉体关系比较慎重;男性则主动而外露,主动追求对方,确立恋爱关系后,性欲和性冲动也会进入亢奋期。

在中学阶段,性生理已经发育成熟,但由于个人的社会角色尚未成熟,造成一个既充满青春活力又潜伏危机的漫长过渡时期,这期间,男女之间希望了解异性、接触异性以及爱慕异性都是很正常的,这种正常交往可以给双方的发展带来有利影响。恋爱是指性成熟后男女两性之间产生的一种美好的感情。但处于青春期的男生女生,很难把握好恋爱的尺度,如沉迷于二人世界,就会影响学习和生活。

3.青年期性心理

青年期是指18～35岁这个阶段。当一个人进入青年期后,就是逐渐进入恋爱、择偶和结婚的过程。青年的性心理主要表现在对性知识的渴求、对异性的爱慕、性欲和性冲动这几个方面。大学生年龄一般在17～24岁,处于青春后期与青年期过渡阶段,这个阶段身体发育已经完成,体格、机能素质和适应能力已达较高水平,心理发展迅速但未成熟。同时,由于大学生所处的特殊社会环境和地位及文化水平,构成其独特的心理特征。

2019—2020年全国大学生性与生殖健康调查报告显示,超过半数的大学生有过恋爱经历,在不同年级恋爱比例有所差异,一般是随着年级的升高,恋爱比例急剧上升;"正在谈恋爱人数比例"存在明显年级差异,高年级明显高于低年级。以上结果说明,大学生恋爱相当普遍,同时反映出大学生恋爱心理需求日益强烈,行为日益增多。

大学生恋爱的心理特点主要是排他性、冲动性、波动性、幻想性。大学不同阶段恋爱的一般心理变化表现为:大一,经过中学阶段努力拼搏,终于考上大学,学生不免产生骄傲心理,对别人往往视而不见,同时,进入新环境,需要熟悉和适应,往往注重与原来同学交往,因此,大一学生恋爱比例低;大二,经过一年的学习,基本适应大学生活,打开了眼界,发现原来"山外有山",傲气渐消,同时,对新集体也有所了解,逐渐融入新团体,在心理上有了恋爱的需要,因此,大二恋爱现象渐多;大三,看到部分同学已确立恋爱关系,由于"从众心理"和"虚荣心理"的影响,心理上开始产生紧迫感,行动上积极寻找机会与异性接触,恋爱比例显著增加;大四,许多同学怕走上社会后更难找到合适对象,抓紧最后时间寻找对象,也有部分同学经过一段时间恋爱,因性格或考虑工作等原因而分手,但大四学生恋爱一般维持在一个稳定水平。

青年期到了性成熟的中后期,自然会爱慕异性追求异性,渴望与异性接触,产生一种强烈择偶心理。男女在择偶方面有明显差异,男性往往对外貌要求较高,其次是性情温柔、情感细腻等,也就是说情感色彩较浓。而女性在择偶时,理性色彩较浓,她们择偶条件可以概括为思想健康、品德高尚、才华出众、性格优良、体貌端庄、职业体面等。

另外,婚前性行为在青年阶段表现得也非常突出。婚前性行为是指男女恋人在没有履行婚姻法律登记手续前发生的性关系。曾几何时,在婚前发生性关系是不可思议的,来自社会舆论和道德规范的压力迫使几乎所有男女青年唯有在婚后才能合理合法地享受两性生活。但近年来,随着社会变革,新思想新观念不断渗透到我们的社会生活中,人们对婚前性行为的道德观念也发生巨大变化,变得越来越宽容。教育部"十五"重点课题《中国当代大学生性现状及性教育研究》的有关调查数据表明,有11.3%的大学生发生过婚前性行为,大多数人对婚前性行为持宽容态度,认为"只要基于爱情就可以"的占27%,认为"只要能结婚就无妨"的占11%,认为"只要双方愿意就可以"的占45%,认为婚前性行为"有助于适应未来婚姻生活"的占9.8%。可以说,当代年轻人对情感和两性关系需要的尊重大大超过对婚姻形式的遵从。在这种观念的影响下,一些年轻人积极尝试这种行为上的"自由",但异性间的肉体结合并不都是双方爱的必然延伸。

通常男性提出性要求的动机有以下几方面:破解神秘感、促成和占有心理、追求享受等。①破解神秘感:性成熟的男性往往更容易被性冲动激发,要求更早实践,使好奇心得到满足。②促成和占有心理:想拴住女方的心,早点确立两人关系。③追求享受:认为性不过是获得胜利快感的手段,不断变换性伴侣,游戏人生。相对于男性,女性在选择性伴侣时较为慎重,情感也较为矜持,同时由于社会对女性贞操要求苛刻,所以,女性对婚前性行为造成的失贞、怀孕更担忧。但也有不少女性在开放的性观念和男友"循循善诱""海誓山盟"下被攻破心理防线。通常女性发生婚前性行为的心态有这几方面:①回报心理:被对方执着追求打动,感激男友的倾慕关切之苦,以满足对方性要求作为报偿。②表爱心理:认为男友符合自己理想标准,以献身方式表达爱,以为这样能加固两人关系。③轻信心理:被男方甜言蜜语所陶醉,轻信对方性压抑苦衷,于是以身相许。

要想拥有完美的爱情、幸福的婚姻以及未来美好的性生活,恋爱中的男女最好预先建立起明确的态度和价值观,毕竟对于青年人来说,婚前性行为可能对双方的学业、工作和未来的生活等带来许多影响,必须充分意识到发生婚前性行为的后果。婚前性行为可能带来的后果:①给双方带来沉重心理压力。未婚先孕常常由于当时条件限制不能正常生育,事后给双方尤其是女方带来很大心理压力。②影响女方日后身心健康。处于生育能力高峰期的性行为,如果没有避孕,导致意外妊娠,无论是药物流产或人工流产,都给女性的身体带来伤害(不能好好休息、对生殖器官损伤大、并发症多)。

结婚是人生一个重要的里程碑,标志单身生活的结束。青年人通过恋爱、择偶,当感情发展到合适的程度,就准备结婚。对于即将结婚的年轻恋人,对婚姻生活要做好充分准备,从思想感情、行动上自觉调整自己,在婚后建立起和睦协调的夫妻关系,使婚后生活甜蜜幸福。结婚性心理主要表现在:①对爱人的认识,从理想化趋向于客观全面;②对家庭的认识,从浪漫的二人世界到实实在在的过生活;③对家庭人际关系的认识,从客人变为主人,重新调整家庭成员关系;④对性生活的认识,学习性生活的必要常识,掌握性卫生,提高性生活质量。

4.中年期性心理

从性心理角度,将35～60岁归为中年期,两性关系是夫妻关系中的重要内容,中年期性心理是围绕夫妻性生活表现出来的,在经历了性爱浓烈期,再到情感危机期,最后进入深沉期,逐渐走向性爱的深沉和家庭的稳定。

据报道,男性性欲最强的年龄在17～18岁,而女性在35岁左右。中年期性欲的个体差异很大,总体表现为男性逐渐减弱,而女性逐渐增加,同时,性欲的改变往往与本人的心理生理状态有关,如工作压力大、家庭负担重时,性欲会降低,反之则会增强。人到中年,由于社会角色的转换,往往都是上有老下有小、事业家庭两肩挑的状态,性爱不再像年轻人那样热烈奔放,逐渐转化为稳定的情爱生活,要求更和谐的情感体验,性爱的淡化可能会导致夫妻性生活不和谐的情况发生。应从生活高度理解性爱和情爱,同时保持相互性吸引力,给平凡的婚姻生活带来浪漫和新鲜感是婚姻保鲜剂。

更年期是人生从生长发育成熟转向衰退的转折时期,是个体从中年向老年过渡的阶段,女性大约为49岁,男性大约为64岁。更年期会发生一系列生理和心理变化。女性,卵巢功能衰退,从丧失排卵功能直至停止卵泡发育,雌激素分泌逐渐减少,使月经周期紊乱、不规律,直到完全停经。常出现面部潮红、头痛、消化不良、情绪易激动、紧张或忧郁,还会出现失眠、疲劳、注意力不集中、孤独、健忘、啰唆等症状,这些以自主神经系统紊乱为主的症状统称更年期综合征。男性也有类似变化,但不如女性明显。更年期性危机是更年期最易出现的一种变化,性欲变化朝两个极端发展,一是性压抑,另一种是性欲增强。生理上,性激素减少,性器官衰退,导致性交疼痛等,引起性欲、性能力减弱;心理上,由于性能力减弱和各种不良情绪,使性欲、性能力受到压抑,认为“自己老了,不行了”。还有就是退休后,社会角色变化,觉得自己无用,对性生活也会没有兴趣。另外,社会传统观念认为,“无欲长寿”等,认为这时性生活是反常的、不正经的,也会压抑性。有部分更年期女性在这个阶段反而会性欲增强,因为此时不用考虑避孕,再加上家庭生活稳定,儿女成人,负担大大减轻,积累的丰富性经验使性生活日趋和谐。

5.老年期性心理

老年期是60岁左右到生命结束的一段时期。大多数人简单地认为,花甲之后性能力已经丧失。许多科学研究结果表明,健康的老年人普遍存在性欲,并能进行性生活。老年人的性活动不仅表现在性交行为上,更多的是感情上的彼此依恋和需要。他们害怕孤独,需要配偶;害怕寂寞,需要倾诉;害怕冷落,需要关爱。性行为能促进老年人的身心健康,带来感情上的满足,有助于消除孤独感,增强自信力,提高晚年生活质量。

第二节
性心理健康

一、性心理健康及标准

性不仅决定于生物的本能，一个人对待性的态度，也反映了一个人人格的成熟程度。人自身的尊重感和对他人是否尊重，都会在两性关系中体现出来。性，其实是人格的一面镜子。

（一）性心理健康概念

世界卫生组织在一次关于性问题的研究会上，对性健康的概念做了如下论述："所谓健康的性（Sexual Health），它融合了有关性的生理面、情绪面、知识面及社会面，可以此提升人格发展，人际沟通和爱，等等。"由此可见，性心理健康是指个体具有正常的性欲望，能够正确认识性的有关问题，并且具有较强的性适应能力，能和异性进行恰当的交往，在免受性问题困扰的同时，还能使之增进自身人格的完善，促进自身身心健康发展。

（二）性心理健康的标准

根据性心理健康的内涵，个体的性心理健康应该符合以下标准。

1.能够正确认识自我，愉快地接纳自己的性别

一个性心理健康的人，能够正视自己性生理的发育，性心理的变化，会自觉地把自己融于社会大背景下认识自我，能客观地评价自己和他人，并乐于承担相应的性别角色。

2.具有正常的性欲

性欲是能够获得性爱和性生活的重要条件。因此，具有正常的性心理首先就得具有

性欲望,一个人如果没有性欲望,就不会有和谐的性生活,性心理健康就无从谈起。

3.个体性心理和性行为符合相应性心理发展年龄

在生命发展的不同年龄阶段,人的心理发展表现出不同的质的特征,性心理的发展也同样呈现出阶段性的特点。如果一个人的性心理与大多数同龄人的格格不入,其性心理有可能不健康。

4.性心理健康的人具有较强的性适应能力

性适应是指个体在生长和发育过程中,性生活(包括性欲、性意识、性观念及相应的情感、品质和性行为)与所处的社会环境和文化形态之间形成的一种和谐关系,也就是性生理、性心理、性社会的三要素在性生活过程中交互作用而显示出的一种协调状态。性适应能力的获得是一个漫长的复杂的过程,它是伴随着个体的性生理从不成熟到成熟的过程而逐渐建立的。它表现为个体性的自我同一性的建立;能够正确对待性生理成熟所带来的一系列身心变化;在出现性冲动后,能够正确地释放、控制、调节性冲动,使之符合社会规范的要求;等等。

5.性心理健康的人能和周围人保持和谐的人际关系

随着性生理和性心理的发展与成熟,希望与异性交往,并能保持良好的关系,是个体自然而正常的要求。性心理健康的个体,能够在日常的学习生活中,与周围人进行自然的、符合社会规范要求的交往,在彼此的交往过程中,保持独立而完整的人格,有自知之明,不卑不亢,做到相互尊重、相互信任。

6.性心理健康的人其性行为能增进社会风尚的文明

性心理健康的人具有一定的性知识和性道德修养,能自觉分辨性文化的精华与糟粕、淫秽与纯洁、庸俗与高雅、谬误与真理,自觉抵制腐朽没落性文化的侵蚀,并以自己文明的性行为、性形象为整个社会的性文明构筑一道亮丽的风景线。

健康的性心理不仅表现为个体身心健康,也表现为在健康性心理作用下的性行为的健康,从而构建整个社会的性心理健康。

二、大学生性心理的表现和特征

在各年龄段中,青年的性心理变化最大,青年大学生的性心理在某些方面带有一些校园文化的色彩。随着性心理的发展,大学生会出现一系列的性心理行为,如对性知识的感兴趣和追求,对异性的爱慕、性欲望、性幻想、性冲动以及性自慰等;对婚前性行为持较为宽容和理解的态度,而不像过去视之为洪水猛兽;性行为低龄化,一部分大学生在性问题上表现出过度的随意性。当今大学生性心理特征主要表现在以下几个方面。

（一）本能性与朦胧性

大学生尤其是低年级女大学生的性心理，不具有深刻的社会内容，基本上还是一种由生理上的急剧变化带来的本能作用，她们常常在心中用自己童年、少年时期所经历、所见过的与性有关的现象来解释性秘密。她们对异性产生浓厚的兴趣、好感和爱慕，当心理要求得不到满足时，便借助影视、图书、网络等，力图对性知识有一个明确、系统的了解。

由于受传统伦理观念的影响，性的问题一直被蒙上神秘的面纱，加上我国很少在大学生中开展系统的性教育，大学生一直难以获得系统、完整、科学的性生理、性心理、性道德等方面的知识。因此，她们这种生理变化带来的性意识的萌动还披着一层朦胧的轻纱，也就在朦胧纷乱的心理变化中，性意识将逐渐强烈并日趋成熟。

（二）性意识的强烈性与表现形式上的隐蔽性、文饰性

大学生随着性机能的成熟，在青春期出现的性欲望和性迫切冲动此时会表现得更加强烈，这是身体发育过程中的正常生理和心理现象。他们希望接近异性，迫切希望和异性交往，渴望得到最直接的性的生物性需求的满足。

虽然性的生物性需求时时渴望得到最直接的满足，但人不仅是生物的人，更是社会的人，性也不仅具有自然属性，同时还有社会属性。尽管当前高校对此实行弹性制，而且对婚姻状况并没有明确的规定，但社会道德和法律的要求，加之就业的压力，大多数处于性饥饿期的学生无法以法律认可的合法婚姻形式获得性的满足，这给大学生带来了不少困扰。

性的生物性需求与性的社会性需求的矛盾，使得与性成熟相关联的性爱行为，只能表现得比较秘密和隐蔽。特别是对于那些不知道如何避孕或如何预防性病，就有了性行为的女大学生来说，在初尝禁果之后必然会有担忧与悔恨，甚至会引起生理的变化，这样的经历给今后的人生所带来的只有苦涩。据报道，河北某高校一位女生在前一天刚刚做完了一次人工流产手术后，就参加体育课，在跑步时昏倒在跑道上。事后得知，她之所以这么做就是怕老师和同学知道其行为。

青年期心理发展的一个显著特征是闭锁性与求理解性并存，这就导致了其心理外显方式的文饰性。特别是性格内向、自卑感较强的女大学生在这方面表现得较为明显，她们十分重视自己在异性心目中的印象、评价，但表面上却表现得不屑一顾，无所谓，或者做出故意回避和清高的样子。表面上她们好像很讨厌那种亲昵的动作，甚至是厌恶，但

实际上却十分希望体验。像这样心理上需要与行为上拒绝的矛盾表现,使她们产生了种种心理冲突和苦恼。

(三)压抑性和放荡性

大学生性机能的成熟使性的生物性需求更加强烈、迫切,时常伴有性梦、性幻想等行为,而他们健全的性心理结构尚未确立,还没有形成稳定的、正确的道德观和恋爱观,对各种性现象、性行为的认知评价体系还不完善。由于受"性解放""性自由"思想的侵蚀,加之现实生活中五花八门的性信息传播,尤其是无所不包的互联网"黄色文化"的冲击,大学生的性意识受到错误引导,他们自认为对性很了解,其实不然,对于性,尤其是健康的性心理、性与情的关系,很多大学生仍然知之甚少。再加上性的社会性、道德性要求的约束,都使大学生性心理的发展处于多种矛盾的相互作用之中,并出现分化。一部分大学生对性冲动持否定、抵制的态度,采取压抑的方式;还有一小部分大学生对性持无所谓或放纵的态度,采取放荡的方式。多性伴侣、网恋、一夜情等行为被部分学生所接受,以致精神空虚,情趣低级,沉湎于谈情说爱之中甚至发生性过失、性罪错。

(四)性别上的差异性

青年的性心理往往因性别不同而有所差异。在对异性感情的流露上,女大学生往往表现得含蓄和深沉,而男大学生表现得较为外显和热烈;在内心体验上,女大学生常常是惊慌羞涩和不知所措,男大学生更多的是新奇、喜悦和神秘;在表达方式上,一般女大学生往往采取暗示的方式,男大学生则较为主动;此外,性兴奋诱因不同,女大学生容易在听觉、触觉刺激下引起性兴奋,男大学生的性冲动则易被性视觉刺激唤起。

性驱力是青年期发育的普遍性的生理结果,但是它所采取的形式以及表现方式也因性别、心理和文化作用而有差异。一般来说,女大学生的性驱力比较散漫和朦胧,似乎并未在其意识领域的最前沿形成清晰的聚焦。对大多数女大学生来说,有限地、暂时地否定性冲动不仅是可行的,而且似乎是极其轻松的事。如果不考虑有关潜在原因,女生的性冲动似乎很容易转移而被修饰并以其他形式表现出来,于是性不再被体验为其本身,而是变得精神化、理想化和超凡脱俗。

另外,在性问题的困惑求助上,女大学生倾向于向母亲讨教,或与最亲密的朋友交流;在对性知识的渴望程度上,承认有过性经验者选择"非常渴望"和"渴望"的比例,女生明显低于男生;在性观念的开放程度上女生也明显低于男生,女生对婚前性行为、婚外恋较男生更加计较、更难宽容。

第三节

常见的性困惑

一、性生理困惑

（一）男性生理困惑

1.男人的骄傲——男性性器官

每个男孩子从呱呱坠地的那一刻开始，我们就能从他显露的体表特征（阴茎和阴囊）来区分他的性别。随着年龄增长，进入青春期后，生殖器官开始迅速发育，在五六年内达到成人的水平，逐渐发育成熟。此时男生需要了解自己的性器官，接纳自己的性器官，学会保健，促进健康。

2.莫以长短论英雄——阴茎问题

你对自己的性器官大小满意吗？阴茎的长度真的代表一个男人的性能力吗？为什么它总是在不合时宜的时候令人尴尬地勃起？在相当多有性生理困惑的大学生中，有许多是"性神经衰弱症"患者，由于性知识的缺乏，他们对"小弟弟"的长短粗细百般挑剔，带来很多无谓焦虑。

（1）长短。

"我的阴茎平常很短小，只有5 cm，勃起时的长度也才10 cm。洗澡时我观察别人的阴茎都比我的粗、长，我担心我的尺寸是否正常，会不会影响到以后的性生活？"调查数据显示，国内有专家测量了1 000名青年在常态下的阴茎大小，结果是平常疲软状态下的长度是4.5～8.6 cm，最长的和最短的几乎相差一半，勃起时可增加一倍以上，龟头处的周径平均为8.5 cm，中间平均8.2 cm。实际上，阴茎大小、长短因种族和个体不同，而且常态下阴茎长度也不是恒定不变的，如在紧张寒冷或严重疲劳时，阴茎会缩短，而性兴奋时阴茎勃起，长度可增加一倍以上。另外，每个人的视角不同，会在视觉上产生错觉，因此，厕所和浴室里所看到的说明不了什么问题,不要杞人忧天。

古今中外关于阴茎大小和功能的谬传往往认为越大的阴茎越能让女性得到性满足,事实上这种认识是有很大偏差的。在美国一项调查中,要求女性评定男性身体的性感部位,有39%更偏爱男性的臀部和肩膀,而只有2%对阴茎的尺寸感兴趣。因此,阴茎只要能充分勃起,不会影响以后的性生活和生育就不必介意。因此,男性要充分了解这些基本知识,不要再对大小长短的问题耿耿于怀。

（2）勃起。

"只要听到、看到、想到和性有关的事情,我就会出现勃起,有时在大庭广众下也不能控制,让我尴尬万分,我是不是有病?"我们常常会听到年轻男性抱怨阴茎频繁勃起给他们带来的烦恼,其实这只是意味着他们对自己性冲动还不能进行合理的控制,这是大脑皮层的学习过程,是每个男性都要经历的阶段,无须担心频繁勃起是否会给身体带来伤害。

"我每晚入睡后阴茎就勃起,直到次日清晨醒来为止,这样长期下去会不会出现阳痿啊?"80%～90%的青年男性在熟睡后都会出现自发阴茎勃起,这是性器官及其反应能力健全的标志。事实上并非整夜都在勃起,一般每晚4～6次,每次持续20～40 min,但因为勃起的胀满感容易让年轻人醒来,所以不少人认为整夜都在勃起。另外,膀胱蓄积了大量尿液时,对生殖器造成压迫也会出现勃起现象,这也是为何很多男性清晨醒来时发现阴茎很坚硬的原因,又叫"晨间勃起"。

"为什么我的阴茎在勃起时总是朝左偏?""我的阴茎勃起时有点像香蕉,有些弯曲,这是怎么回事啊? 会影响以后的性生活吗?"大多数男性勃起的阴茎形状是向前向上,而且居于正中的。但有小部分阴茎勃起后会向左或向右或向上曲折,或向下弯如香蕉,这不是病,是因为阴茎内的两根阴茎海绵体发育不完全对称,当其中一侧发育较好时,阴茎勃起后就会向对侧偏斜,这不会影响将来的性生活。

3.阴茎的保护衣——包皮问题

包皮是包在阴茎头外的一层松软皮肤,婴幼儿的包皮较长,开口较小,保护嫩弱的阴茎头,随着青春期发育,阴茎体积增大增长,包皮向后退缩,直至阴茎头露出。

我们最常遇到的是包皮过长的问题。包皮过长是指包皮覆盖全部阴茎头,这样会导致包皮皮脂腺分泌物无法排出,如不注意清洗,包皮垢存积过多,刺激阴茎头,除导致自娱外,还会发炎甚至粘连,使阴茎勃起受限。因此要每天翻开包皮清洗龟头,保持局部清洁。另外,有包皮环切术可以解决包皮过长的问题。有些男性误认为做了环切术后,裸露的龟头会对外界刺激更敏感,导致过早射精,事实上,平常掩盖在包皮下的龟头才更敏感,而相反,暴露后的龟头在性生活中能耐受更多刺激,这样可以延长性交时间。

4.男性性成熟的标志——遗精问题

遗精就是指男性在无性交、无自娱状态下的射精现象,是青春期男性常见的正常的生理现象,也是性成熟的一种标志。男性首次遗精年龄多在14～18岁时,由于它通常伴随梦境出现,所以有人叫它"梦遗"。

"有人说精液就像血液一样,流出后会损伤身体,遗精会损耗男人的元气,是吗?"进入青春期后,在体内雄性激素作用下,睾丸发育产生精子,性腺分泌精浆,二者合成精液,达到一定量后以遗精方式排出,即"精满自溢"。生物学家告诉我们,精液如同泪液、胃液一样,在体内不断产生,不断排泄,不会有消耗损害健康的问题。

大学生的性器官基本发育成熟,但受环境等因素影响,还不能马上开始性生活,导致压力或抑郁,需要释放,而遗精在某种程度上缓解了体内性紧张,达到生理上的平衡。有些人自觉遗精后身体不舒服,出现注意力不集中、疲劳虚弱的状态等,认为这都是损耗元气的结果,其实这与遗精没有关系,相反倒是由于对遗精的恐惧引起的。

"为什么我这段时间几乎每晚都会遗精,而且我总是腰酸背痛的,是不是有病,要看医生吗?"如果遗精过于频繁,一周数次或一夜数次,则应重视。因为过于频繁遗精会干扰睡眠,引起焦虑、紧张等不良情绪,影响身体健康。除了某些疾病如前列腺炎会引起中枢控制功能失调,导致遗精频繁发生,另外痔疮、肠道寄生虫等也会刺激性器官引起遗精,应及时就诊。除此之外,还要注意饮食,研究发现高蛋白食物会使睾丸分泌能力增强,导致遗精增多,因此应适当减少肉蛋的摄入,饮食清淡,多吃水果蔬菜。饮酒也是诱发因素之一,也要适当节制。睡姿对遗精也有影响,一般仰卧或俯卧容易遗精,最好采用侧卧,同时,睡眠时不要把手放在性器官上,被服轻松,避免刺激。注意局部清洁卫生,勤换内裤。避免心理刺激,多参加集体活动,分散注意力。

"我有时候尿道口会有精液流出,是不是遗精?"当然不是! 性兴奋初始时,尿道口流出的黏稠透明的液体并不是精液,而是尿道球腺的分泌物,主要是在性交时起到润滑作用,所以无须担心。

（二）女性生理困惑

1.女人的秘密花园——女性性器官

与男性外露的性器官不同,女性性器官位置特殊、比较隐蔽,对于已经发育成熟的女性,应该充分了解自己的性器官。

2.阴道的门户——处女膜问题

"处女膜在哪儿?"不少人认为处女膜是阴道内的一部分,这是错误的。处女膜是覆盖在阴道开口处的一层薄膜,膜的中间有孔,经血就是从这个孔流出的。处女膜的大小、形状、厚薄及弹性都是因人而异的，有环形、半月形、椭圆形、筛形等，厚度2～3 mm。

"有的女性第一次发生性关系时，没有出血，这是为什么呢？"其实，并不是所有女性在初次性交时都会出血。当处女膜上血管分布少，性交时裂伤浅，或者处女膜弹性好，伸展性强，都可以不出血或者少出血。有些女性处女膜很薄，剧烈运动如骑车、跳高、跨栏等都可能导致破裂，也有的女性处女膜异常坚韧，并富有弹性，直到性交后仍保持完整。所以，不能单凭初次性交有无出血来判断女性的贞洁。

大多数女性在初次性交处女膜破裂时只会感到轻微疼痛，出血通常也是少量，且很快停止。处女膜过于坚韧不能完成初次性行为的情况还是非常少见，大多数是因为女性初次性交的畏惧心理或下意识的性排斥引起阴道局部肌肉痉挛而造成的疼痛。

3.构筑动人曲线——乳房问题

乳房是女性性成熟的标志，也是重要性敏感区和第二性征，是分泌乳汁、哺育后代的器官，对异性有着强烈的性吸引力，所以乳房的发育以及美感是所有女性非常关注的问题。

"我今年20岁，周围的女同学都交男朋友了，可我一点自信都没有，我的乳房太小，还左右不对称，到我这个年龄乳房还能增大吗？"女性在10岁左右，两侧乳房开始发育，主要由卵巢分泌的雌激素控制，同时受遗传、环境、营养等因素影响，从乳头隆起到整个乳房膨隆胀大，到18岁左右完全发育成熟，形成半球状轮廓，呈现女性特有曲线。

乳房的形状、大小因人而异，亚洲女性乳房大都纤小，而西方女性乳房大都更丰满。很多女性乳房并不完全对称，一侧略大，另一侧略小，或者一侧略高，另一侧略低，这是由于左右乳房对雌激素敏感度不一致导致的，不必过于焦虑。

"听说有些丰胸产品效果不错，它真的能改变我的胸部尺寸吗？"由于人种关系，中国女性的乳房相对欧洲女性较小，大多数女性的乳房无论大小，其在功能和性敏感度上都是正常的。

4.生育年龄女人的特色——月经问题

月经是女性性功能成熟的象征，对于女性来说，规律的月经周期，恰恰证明神经内分泌功能良好，生殖器官正常，具备生育能力。

"我们寝室里其他女生月经四五天就结束了，可我每次都要7天才完，而且前3天经血中还有不少血块，是不是有问题啊？"经期一般为2～7天，平均3～5天，超过8天就需要去医院检查了。正常月经量在20～100 mL之间，大多数人一般在50 mL左右。经血一般呈现暗红色，其中含有子宫内膜碎片、子宫颈黏液、阴道上皮细胞等，由于经血中含有纤维蛋白溶解酶，所以经血不会凝结成块，偶尔由于经量过多，一些还没来得及被纤维蛋白溶解酶处理的血凝结在阴道内，以血块形式排出，也属于正常现象，无须太担心。

"我每次来月经前几天都会莫名其妙情绪低落，别人稍稍惹我，我就会大发脾气，有时候莫名想哭，搞得别人以为我精神有问题，我该怎么办啊？"经前综合征是月经前所有不适症状的统称。大约有一半的女性在经前或经期会感到不适。首先是情绪变化。有些会紧张、易怒，容易发脾气，随之而来的是沮丧，觉得什么事都做不好，丧失了自信和安全感，甚至抑郁。通常月经来了以后，这种情绪就缓解松弛下来，恢复正常。其次是疲劳感、头痛头晕、乳房胀满敏感。还有不少人会出现脸上长小疙瘩，皮肤油腻，粉刺增多。这些都是月经前体内激素水平改变导致的。因此，主动调整和控制显得更为重要，在饮食上注意清淡、低糖低蛋白、低热量，可适量补充维生素；在思想上，尽量放松自我，排解不良情绪。

"每个月的那几天简直就是我的受难日，因为每次我都痛得要命，只好请假，蜷在床上，难道我在绝经前就得一直这么忍受下去吗？"子宫收缩排出子宫壁上残余黏膜，这种收缩很轻微，多数人只觉得有轻微胀痛。而如果每次月经前后或行经时出现腹部剧烈疼痛，同时出现面色苍白、呕吐、腹泻、腰酸头痛等症状，就是痛经。有些女性在成长过程中，对月经没有正确的认识和概念，从心底排斥月经，这也可能直接导致痛经。实际上发生痛经时，除了可以用热敷缓解外，还可以喝红糖水、益母草冲剂等，确实不行再服用镇痛药，但最好是事前开始服用效果更好。原发性痛经在婚后有规律性生活后大多能自愈。

"我今年19岁，初潮在15岁，自从我到重庆来读书后，月经就不准了，起初是一两个月来1次，后来几乎没有了，这段时间考试搞得我很累，我是不是得病了？"月经失调是年轻女性的常见病，表现为月经周期紊乱、出血期延长或缩短，出血量增多或减少，甚至闭经。除生理因素外，心理影响也很大。如考前紧张或变换环境，都会引起月经失调。另外，心情沮丧忧郁时，月经量会明显减少，甚至闭经。如果这种消极情绪持续时间短，月经又会自动恢复，而如果情绪波动大持续时间长，就可能导致月经紊乱不易恢复，造成神经性闭经。

月经不调和闭经往往引起很强的消极情绪，而这种情绪反过来又会导致月经失调。所以，我们了解了不良情绪对月经的影响后，要注意保持心情舒畅，避免过度紧张和激动，注意劳逸结合。如果这些方法还不能解决，就必须去看妇科医生。

5.让我欢喜让我忧——身材相貌的烦恼

进入青春期后，男性和女性的形象发生了很大的变化，尤其是他们体征发生了很大的变化。几乎所有的大学生都关注与自己性别相关的体形特征。大学生都希望自己美丽或者潇洒。男性希望自己身材高大，体魄强壮，声音有男性的磁性，可以吸引住女性。那么，女性则希望自己容貌俏丽，体型苗条，声音柔美，乳房丰满等，来展现女性的魅力。那么，一旦自己身体发育的体征不如本意的时候，就会出现一些烦恼和焦虑。

比如,有些男同学因为个子矮而焦虑,觉得像自己这样的个子,将来不容易娶媳妇……有些女同学,会由于自己太胖而感到自卑,尤其是在现在社会"以瘦为美"的病态观念驱使下,尽管她并不胖,但是她还通过各种各样的方式减肥,那么这也是一种病态的自卑心理的表现。还有体毛过多、腿短、脸上长痘等亦然,也会使一些同学感到很困惑。

二、性心理困惑

(一)自我"性游戏"——性幻想、性梦和自娱问题

1.性幻想的困扰

性幻想是指在某种特定因素的诱导下,自编、自导、自演与性交往内容有关的心理活动过程,又称爱欲性白日梦。这是青春期常见的一种自慰行为,是一种正常的、普遍的性心理反应。

随着性心理的成熟和性能力的发展,大学生有着强烈的与异性交往的愿望,对异性的爱慕也十分强烈,但由于社会环境的约束,不可能满足这方面的欲望。于是,便把自己在电影、电视、网络、小说及生活中看到、听到的恋爱故事,经过大脑的重新组合而编成自己的性故事。通过这种自编自演的、不受时空限制的幻想来满足自己对性的心理欲求。

性幻想是一种正常的心理现象,它一般在入睡前及睡醒后卧床的这段时间,以及在闲暇时出现较多。性幻想是对不能实现目标的一种补偿,在一定程度上缓解性活动的挫折。我们无须对涉及的性对象与现实中的伦理道德相抵触而感到不安,它和人品是没有任何联系的。

适当的性幻想虽有利于释放压抑的性行为,但如果性幻想过于频繁且沉溺其中,以至于影响正常的学习和休息,甚至把幻想当成现实,那就会成为病态,则属于不健康状态,应加以调节和克服。

2.性梦的焦虑

性梦是指在睡眠状态中所做的以性内容为主的与异性交合的梦境,又称爱欲性睡梦。这是一种无意识或潜意识的性心理活动。女性多发生于青春期后期或成年期。

性梦是正常的生理和心理现象,是一种不由行为人自控的潜意识的性行为,故又称为非意志性的性行为。性梦伴随着性心理活动的增多而产生,梦境中的场景和对象与道

德品质无关。性梦给大学生带来一定程度的心理压力，他们中有的人认为这是一种淫欲，是不道德的，其实适当的性梦有利于缓解性压力，只有严重者才会对自身的生理、心理健康带来负面影响，对与异性的正常交往带来障碍。

3.自娱的烦恼

自娱是指性欲冲动时，用手或其他物品摩擦、玩弄生殖器等性器官以引起快感、获得性满足的行为，是与青年性生理发育相适应的一种自娱自慰式的自限性性行为。自娱是人到了青春期后产生的性要求和一时不能满足此要求的矛盾的产物。只要自然的性活动受到限制，自娱就很容易出现。当有了社会性的性行为，就可能抛弃这种方式。性自娱可获得性欲的满足，缓解性的冲动和张力。

当然，长期频繁的性自娱，会引起大脑高级神经功能和性神经反射的紊乱，自然会影响人的身心健康。对待性自娱应按照我国著名医学家吴阶平教授所说的那样："不以好奇去开始，不以发生而烦恼，已成为习惯要有克服的决心，克服之后就不再担心。"如果大学生能以平常的心理和正确的态度对待性自娱，既不上瘾成癖，又不内疚懊悔，就不会引起性心理异常。

（二）本能的欲望——性欲问题

"我是一个大三学生，周围很多同学都谈恋爱了，我成了同学们眼中的好学生，而身边异性没有让我觉得有'强烈的吸引力'，我为什么如此冷静啊？是不是性欲有问题啊？"

性欲是个复杂的概念，有人说它是一种企图与他人肉体结合的欲望，有人认为它是一种获取性快感的原动力。它不仅受体内神经内分泌的影响，还受环境和社会文化观念的影响。

在大学校园里，环境单纯，有些同学认为大学阶段应以学习为重，恋爱往往没有结果，与其浪费时间，不如好好学习，为今后打基础，客观上表现为对异性缺乏兴趣，而实际上生理发育完全正常。受客观现实影响，把立业放在第一位，目前还不具备爱的能力，为获得圆满的未来，这种等待是必须的。

绝大多数男性都要经历这样一个尴尬而苦恼的阶段：他们有着强烈性欲，性冲动频频发生，但因为学业上的需求和事业上的成就意识，同时社会也要求年轻人先立业后成家，提高社会适应能力，不得不出现这个漫长的"性等待期"。其实这种本能欲念和冲动是可以约束和控制的，要学会摆脱对性的过度关注，合理控制性冲动。

三、大学生性困惑产生的原因

（一）缺乏科学的性知识

长期以来，我国性教育奉行一种"无师自通"原则，处于封闭、薄弱、滞后状态，许多学校的性教育成为"空白地带"，大学生获得性知识的主要途径是图书、杂志、影视作品或是通过朋友交谈。有些大学生由于受传统观念影响，认为性是羞涩、忌讳的，只能意会不可言传，认为谈论性是庸俗、下流的，把性视为禁区，所以对性知识了解不多，也很肤浅。

许多大学生喜欢涉猎书刊、影视、网络中有关性的描写，由于文学作品的渲染性、夸张性，特别是黄色视频资料的腐蚀性，使有些人对性知识的了解出现误区。多数大学生往往只对性生理知识感兴趣，对性心理知识知之甚少，不了解性现象的心理机制，不掌握性心理的发展特点，不懂得进行自我心理调适，在性心理发展中存在许多盲区。所有这些，都使得一些大学生不能坦然面对自身出现的性现象，不能有效调控性冲动与性压抑，不能清醒地认识性行为失当的危害，带来了种种困惑和问题，这是引发性心理困惑的直接原因。

（二）社会性心理发展不成熟

大学生涉世不深，社会经验不足，对性的社会性需要缺乏深刻认识，对涉及性行为的婚姻、经济、法律、道德规范等缺乏深刻体验，而且在生活上尚未独立，没有自主的经济来源，没有能力负担起家庭的重任。

性生理与性心理发展的内在冲突，尤其是性生理发育同社会性心理发展不成熟所产生的矛盾冲突，使一些大学生在面对性需求或性压抑时烦躁不安，在交友与恋爱中情绪起伏波动，在性行为上缺乏道德规范。社会性心理发展不成熟，是导致一些大学生产生性心理困惑与问题的根本原因。

（三）性观念的矛盾与冲突

大学生性观念的形成，主要受两种观念的影响，一是通过家庭教育受到我国传统性观念根深蒂固的影响，二是通过多种途径受到西方国家"性自由、性解放"思潮的冲击。在两种性观念的冲突中，有些大学生徘徊于矛盾中：坚持传统性观念，感到情感上太压抑；推崇开放性观念，担心有违道德习俗，存在迷惘、困惑的矛盾心理。有的受多元化价值观念影响,在两种观念的矛盾中开始分化,性观念发生渐变,呈现多元化倾向,其中不乏不健康、不成熟的成分。缺乏科学、健康、稳定的性观念,容易导致大学生性心理上的困扰和性行为"盲动"。

例如,在婚前性行为上,有的不能将性爱建立在稳定的爱情基础上,而是为了追求自己爱慕的异性,或是出于对异性的好奇与神秘,或是为了解除自己的孤独与苦闷,结果使自己陷入困扰之中。性观念的矛盾与冲突是导致性心理困惑的主要原因。

(四)受到色情文化不良影响

社会文化熏陶对青少年的心理发展有着重要影响。随着我国社会的转型,色情文化大肆泛滥,社会上屡禁不止的淫秽书刊、淫秽录像、黄色网页、色情场所等,对一些青少年产生了强烈的诱惑和刺激。有些大学生在色情文化面前,缺乏抵制能力和鉴别能力,偷看淫秽录像,迷恋黄色网站,出入色情场所,喜欢追求性刺激,并试图尝试和模仿,出现性行为失当,给身心带来种种伤害。不能自觉抵制社会上不健康思想文化的影响,对色情文化丧失鉴别力,也是一些大学生出现性心理困惑与问题的重要原因。

第四节
大学生性心理保健

一、掌握科学的性知识

作为大学生应该对"性"有一个科学的认识。性科学是一门综合性的科学。它包括性生物学、性心理学、性社会学、性伦理学、性美学等。大学生们应当努力学习和掌握性科学知识，避免性无知，消除把性仅仅看作是生物本能的片面认识。

二、培养健康的人格

（一）要自爱自信

认同自己的性别角色。性别角色意识是一个人社会化成熟与否的重要体现，是心理健康的重要标志。世界是两性的和谐统一。男性和女性在生理和心理上各有自己的特点，各有自己的性别魅力。现代社会的大学生应当在生物生理、社会心理和文化、经济、社会参与以及政治上，进行合乎科学、合乎道德、合乎时代要求的全面角色认同。尽管现在社会上对同性恋存在着各种不同的看法，但大多数人们对同性恋所引起的社会适应困难的看法是比较一致的。

大学生应当接纳和欣赏自己的性别角色，发展出适应时代要求的优秀个性特点。性别角色的认同和胜任是现代人成功适应和发展的重要心理基础。

（二）要对性行为负有社会责任感

如果性行为只停留在手淫、性梦等方式的自我宣泄上，它不会影响他人。但是如果性行为涉及另一个人，那么便涉及许多社会责任。每一个成熟的大学生都应当了解个人性行为给他人、自我和社会带来的后果。尊重他人，尊重自我，对自我的行为负起责任。大学生要增强自己的性道德和性法律意识，用道德和法律规范自己的性行为。

（三）要培养良好的意志品质

大学生自我控制性心理能力的大小，在一定意义上是由个人意志品质的强弱决定的。意志作为达到既定目的而自觉努力的一种心理状态，具有发动和抑制行为的作用。有的青年人有很强的性冲动，在外界性刺激的情况下，会急于寻求性的满足。但是，人不同于动物，人有意志力，人可以抑制和调整自我的冲动。那些放纵自己的人往往缺乏坚强的意志品质。鲁迅先生曾经说过："不能只为了爱（盲目的爱），而将别的人生的意义全盘忽略了。"为了自己长远的幸福和个人成功的发展，应当努力培养自己良好的意志品质。

三、积极自我调节

每一个大学生都应该懂得：每个人都应该尊重他人的存在价值；每个人都应该以希望他人如何对待自己的方式去对待他人；每个人发展自尊与自重都应该建筑于良好的人格标准基础上，即责任心、诚实、善良，并对自己的道德能力有信心。性欲是正常的和健康的，而且，性欲是可以控制的。

（一）悦纳自己的性体像

1. 积极改善——针对可塑造部分

男生的可塑部分为体型、吸引力，要想体型健美，可高强度、长时间坚持锻炼，如进行举哑铃等器械锻炼（健身房）、杠上运动（户外运动）；增强吸引力，从完善内在入手，培养宽容、大度、智慧、幽默等品质。女生的可塑部分为体型和气质等方面。减肥的最好方法是运动减肥，药物减肥、开穴减肥容易反弹，副作用大。

2. 乐观悦纳——对不可塑造部分

改变矮小身高的可能性较小，年龄小、发育晚者除外（忌吃药等，适宜喝奶、运动、充足睡眠）。接纳现实——穿衣服省布料；甜柠檬心理——浓缩的是精品；适合生存——男性身高1.6 m左右、女性身高1.5 m左右。阴茎和乳房的大小、形状受父母先天遗传影响很大，很难改变；虽然现在美容技术越来越发达，但风险大，不值得提倡。事实证明：它们的大小和形状对婚恋生活没有什么影响，不必太在意。

（二）调控遗精恐惧和月经焦虑

1.克服遗精恐惧

首先应正视遗精，顺其自然。实际上，精液由精子和黏液组成，一次排放的几毫升精液中99%是水分，其余是蛋白质、糖等，其营养物质对人体来说微乎其微，无须为此感到焦虑紧张。此外，遗精不但对身体没有消极影响，而且在某种程度上还有积极意义——可以缓解性驱力的紧张，达到生理平衡。遗精没有规律，也没有绝对的标准。一般来讲，年轻健康的未婚男子一个月遗精4～5次，有些人在一段时间内几个月都不发生遗精，也很正常，既来之则安之，应顺其自然。

其次是充分准备、保持清洁卫生。平日可在床头准备些卫生纸或小毛巾，以备"应急"使用；一旦发生遗精，要及时清理，并清洗内裤、床单和性器官，以保持卫生。

除此之外，睡前要保持平静，不看色情书刊、视频，避免穿太紧的内裤、盖太重的被子。还要多参加文体活动，丰富自己的兴趣，减少或转移性刺激。

2.克服月经焦虑

月经是一个很健康的过程，它是人体正常新陈代谢的过程。

首先，要了解自己经期的规律和特征，提前预备经期用品，同时，对自己情绪上的不稳定要有心理准备。

其次，要注意活动适当，经期不要参加过于激烈和容易疲劳的活动，可从事令自己高兴且运动量不大的活动，如听音乐、会朋友等。

最后，要避免不良暗示，有的女生担心自己经期睡不好，全身无力，结果果真如此，这是消极心理暗示起的作用。如果能给自己积极的暗示，可有效改善经期的情绪。

（三）正视性幻想与性梦

平时把自己的精力集中于学习、工作等有意义的活动中，不必把性幻想、性梦当回事，不必为此而自罪自责。

（四）正确认识手淫

1.树立正确态度

手淫是"标准的性行为的一种"，只要适度，对人体健康并无害处。一般来讲，手淫后自觉有一种欣慰感，体力充沛，精神愉快，工作、学习不受影响，是适度的表现。反之，如果不管时间和体力情况，不断追求手淫的心理感受，常感到疲劳，影响了正常的学习和生活,则为过度,需要进行克制与调节。

2.形成良好习惯

平时不穿紧身内裤,经常清洗外阴,减少外部刺激。

3.塑造健全个性

努力塑造开朗个性,培养广泛的兴趣,增加自己关注集体、关注他人,从而减少自我关注,可减少手淫。

4.作息时间规律

作息时间有规律,养成晨起锻炼习惯,使充沛的精力得到释放。

四、正确把握异性交往

文明适度地与异性交往,不仅可以满足性心理的需求,缓解性压抑,还有利于完善自我,对个人恋爱、婚姻及成才、发展都具有重要的作用。因此,大学生在与异性交往时要把握好分寸,注意场合,规范行为,处理好"友情"和"爱情"的关系。

五、勇敢面对性骚扰

首先,大学生要自尊自重自爱,维护自己的形象,做到举止大方、行为得体;其次,还要学会保护自己。女生晚上尽量不要单独外出,不要单独在男性家中逗留,面对异性的无理要求,要勇敢说"不"。要以严厉的态度制止和反抗性骚扰,必要时可向他人或向公安部门寻求帮助。

六、主动寻求心理帮助

在无法排遣心中的困惑时,心理咨询无疑是最有效的途径。事实上,越来越多的大学都建立了心理咨询中心。据不完全统计,在大学生前来咨询的问题中,与异性交往的问题占到一半以上,其中大部分会或多或少涉及与性相关的问题。因此,出现问题要积极寻求心理帮助。

【本章小结】

1.了解性的本质和性心理发展的过程是性认知的基础。性心理的发展是从出生开始一直延续贯穿人的一生,分为青春前期、青春期、青年期、中年期和老年期性心理这五个阶段,是一个从对自我性别的认同,到对异性交往的渴望,恋爱,最后结婚,经营婚姻,繁衍下一代,直至完成人生的过程。

2.根据性心理健康的内涵,个体的性心理健康应该符合以下六个标准:①能够正确认识自我,愉快地接纳自己的性别;②具有正常的性欲;③个体性心理特点和性行为符合相应的性心理发展年龄特征;④性心理健康的人具有较强的性适应能力;⑤性心理健康的人能和异性保持和谐的人际关系;⑥性心理健康的人其性行为能增进社会风尚的文明。由此可见,健康的性心理不仅表现为个体身心健康,也表现为在健康性心理作用下的性行为的健康,从而构建整个社会的性心理健康体系。

3.大学生常见的性困惑包括遗精的问题、月经的焦虑、身材相貌的烦恼、性幻想、性梦、自娱等,通过本章的学习,了解性心理和性困惑的基本常识,在此基础上,要学会自我调节,促使自身达到性生理和心理的全面健康发展。

【思考题】

1.大学生的性心理处于哪个发展阶段?有哪些特点?应该如何解决自己的性问题呢?

2.你怎样看待自娱行为?

第四章

性社会学
基础

【本章要点】

　　性存在的概念、性文化、性道德与性伦理、违规性行为与违法性行为。

【学习目标】

　　了解性的社会因素与它在社会活动中的表现;学习性的文化内涵与发展历史;熟记性伦理与性道德的内容;区分违规性行为与违法性行为,并树立正确的性行为规范。

第一节

性社会学概述

　　性社会学与其他学科之间有着密切的联系,它是在社会学、医学、心理学、伦理学、生物学、文学以及法学等学科广泛发展的基础上逐渐形成和发展起来的一门独立的综合性学科。

　　性社会学是主要运用社会学的理论和方法来研究人类性现象与人类社会之间的关系、作用和运作机制的一个分支学科。从这个角度来看,它主要是以人类性现象为整体对象的,研究的是其外部的社会相关物与相关关系,这是社会学在性现象这个特殊领域中的应用。

　　性,是以特定的生理反应周期(兴奋期、平台期、高潮期和消退期)作为最终表现的一种生命现象。但是在人类中,它已经扩大为一种系统的"性存在"。其内部结构至少由三部分组成:生物存在——特定的构造、技能及其实现过程;心理存在——主体对于生物存在的感受与认知;社会存在——前两种存在在特定社会环境中的实际表现形态。性存在至少由五种直接相互作用物构成它的相关结构:性别、爱情、婚姻、生命周期和生殖。因此,性社会学应该是对于系统的性存在的社会学研究,而不是只针对性关系或性问题。

一、性的社会因素

（一）性的生命周期

性的生命周期是社会为个体性存在的发展所设置的定轨。个体的性生物存在的发展与这个定轨相互作用，就是性的社会化与个性化的过程。

在中国传统社会中，性的生命周期表现为从无性到有性再到无性的过程。青春期之前的少儿被规定是无性的，虽然少儿也玩各种性游戏，而且也会有性反应，但社会总是倾向于保护少儿的"天真纯洁"。

人到老年，社会又规定他（她）应该是无性的，也就是不再从事社会所规定的性交。因为老年男女不大容易完成上述社会所认为的合格的性交，因此他们的其他形式的性活动被视为不正常。

（二）性的社会建构

性的社会建构视角认为，性并不仅仅是个体的内在驱动力的作用结果，更主要的是由具体的历史环境和社会环境所催生的；社会文化的建构不仅影响个体的主体性和行为，同时也通过性认同、性定义、性的意识形态及对性的管理来形塑集体的性经验。

性的社会建构真正关心的实际上是"我们生活在其中的社会用以塑造我们的情感、欲望以及关系的复杂而多样的方式"。但是，对于性欲、性冲动、性与身体的认识使得建构出现分化。部分建构主义者认为，虽然性行为有着深刻的文化历史烙印，但是性欲本身可能是固定的。部分建构主义者则更进一步认为，即使是性欲本身（比如人们通常所说的异性恋、同性恋、双性恋等性欲指向）在个体身上也不是本质的或一贯的，而是具有多种变化的可能性。激进的建构主义者则完全否定性冲动、性内驱力的生物学特征，甚至忽视与躯体的关系。但是不论这些分歧有多大，至少 20 世纪 70 年代出现的这种区别于社会文化影响模式的"性的社会建构模式"开辟了广阔的发展空间。

（三）性与性别

20 世纪中叶，生物学意义上的性（Sex）这个概念开始瓦解。专家们使用了不同的术语，已将"Sex"的一个含义同另一个含义区分开来。"性别角色"指通过文化建构起来的一些行为，这些行为体现了社会对女人和男人的期望。"性行为"是指种种带有性爱色彩的实践。生理的"性别"不再能完美地解释"性别角色"和"性行为"。"社会性别"代表的是男性气质和女性气质以及通常与此相关的行为。性(Sexuality)涵盖的则是带有情爱色彩的内容,这些内容现在被区分为各种冲动、幻想以及行为。一旦"社会性别"和"性"被视为基本性别的生物派,那么看起来它们就不再能够从女性和男性这些生物类别中直接发展出来。事实上,一些学者将"生物性别""社会性别"和"性"这些类别看作是建构的结果,它们在社会、文化和学术活动过程中不断地被定义和重新定义。

我们在性研究的历史中已经清楚地看到,对于性与性别认同的质疑与研究极大地挑战了传统的性学研究,挑战了二元对立的性别思维模式,它构成了后现代社会性研究的主要内容,也是前沿话题之一。

(四)性的社会交往

一个人只要生活在社会中,就要不断地协调自己与社会的关系。进行这种协调的能力,就是社会交往的能力。在性方面也是如此,在社会中,包括在家庭、群体或者社会阶层中,任何一个人的性表现、性关系和性行为,都必须与外界社会和其他人的社会交往能力和协调能力相一致。如果一个人不具备性的交往能力,那么他就无法在社会和家庭中从事任何性活动。

性交往概念的提出是性社会学的理论和观点直接影响到性学的其他分支学科的有力证明。以往的性生物学往往只把性活动看作一个性反应的过程,性心理学则常常只从行为者自己的内心世界出发来看待性生活。性交往的概念则指出,性活动的顺利与美满,还需要性活动的双方成为好朋友,就像一般社会交往中的知心朋友一样。因此,人们为人处世的所有行为准则和心理沟通的能力与技巧,都可以而且应该运用到一切性活动中去,并且应该运用得更深入、细致和娴熟。这样,人们在自己的性活动中,才能不仅看见"肉体"和"我",而且也能看到"交流"和"对方"。

二、性在社会中的表现

(一)性、爱情、婚姻的社会结构

在人类社会的现实生活中,性很难单独存在,它往往与爱情、婚姻和生殖紧密地联系在一起。性、爱情、婚姻这三者的完美结合,应该是主流社会的共同的美好愿望,可是真正能够做到的人却不如想象的那么多。这是由于这三者之间本来就存在着内在的冲突,不同的个人在不同的情景中充其量只能更好地对三者加以协调,尽量减少其负面作用,却很难从根本上"整合"三者。三者的冲突主要有以下三个方面:

1.载体冲突

性的载体就是身体,是身体的相互接触;爱情的载体是精神活动;婚姻的载体则是两人的整个日常活动,甚至是两个家庭之间的联姻。

2.目标的冲突

性的目标是实现性的高潮,释放身体的张力;爱情的目标是求得两人的亲密关系,获求特殊的精神境界,最好能达到精神共鸣;婚姻在中国则是为了"过日子"或是生儿育女。

3.动力的冲突

这里的动力不仅仅是启动之力,还包括维系之力、发展之力。性的动力主要是欲望;爱情的动力主要是吸引;婚姻的动力则主要是亲密体贴。

为了克服性、爱情、婚姻这三者之间的矛盾,人类努力了很久,可是一般来说只有为数不多的个人,能够首先在自己身上把这三者结合起来,然后再通过沟通与协商,逐步使对方也认同自己,最终实现这三者的融合。

(二)社会性教育

最广泛的性教育泛指那些足以影响人们"与性相关"的知识技能、心身健康、思想观念的形成和发展的各种活动。人类几乎所有的"涉性活动"都可以被认定为性教育,因为它们都会影响人的成长和发展。狭义的性教育则强调活动的"计划性""组织性"和"系统性",因而主要指的是学校教育。

社会的性教育主要是指依靠舆论与各种大众传媒(尤其是互联网)开展的性教育。在现代教育的初创时期,对学校性教育的推崇在一定程度上是以当时大众传媒的极不发达为前提的。时至今日,有了更加有利的工具,我们完全可以重新构建性教育的模式。

社会的性教育具有很多优势。首先,它非常有力贯彻了因材施教的原则。人们不仅可以各取所需,而且还可以通过媒体寻求他人的帮助。其次,它能很方便地实现匿名。性是一个隐私的话题,与性有关的问题人们常常羞于开口,尤其是在课堂上。大众传媒(尤其是互联网)则使人们更加容易克服这一障碍。再者,现在的大众传媒极大地提高了信息传输的效率,降低了信息沟通的成本,即使天各一方,人们也能很便捷地进行各种形式的交流。互联网还可以整合各种其他形式的性教育;教师可以对学生进行个别辅导;父母可以与子女沟通;同伴(无论是朋友还是陌生网友)也可以随意地交流。

很多人担心社会的性教育是否适合缺乏判断能力的青少年。对此,首先我们需要搞清楚，青少年的判断能力究竟在哪些方面比成人差；其次，对于某些确实缺乏判断能力的青少年，我们应该努力分析造成这种状况的原因；最后，提高他们判断和选择的能力，这恰恰应该成为性教育的重点。

在实践中，这些都不可能一蹴而就，但是有一点是可以肯定的，即围追堵截无法培养出青少年的识别与选择能力。在几乎一切成长的问题上，人们都承认"不下水是学不会游泳的"，性教育也不例外。

（三）与性有关的社会问题

与性有关的社会问题都不是仅仅由性活动直接产生的，而是以性为载体，作用于社会的其他领域。比如，艾滋病与其他性病都可能通过性行为来传播。但是，人们为什么会有这些行为，为什么不能百分之百地采取预防措施以及如何促进人们预防，这些都不是医学所能解决的问题。因此，解决性病与艾滋病等与性有关的社会问题，需要全社会的共同努力。

性犯罪的本质不是性，而是侵犯了他人的种种权益或社会秩序。女性主义者认为，针对女性的犯罪主要是一种暴力征服和对人身权利的侵害，而不仅仅是"性发泄"。因此，婚内强奸和性骚扰罪已在一些国家立法处罚。在中国，这些问题的讨论也在日益增加。

第二节

性道德与性伦理

一、性道德

（一）性道德的含义

道德（Morality）是人类社会的一种重要的意识形态，是由人们在社会生活实践中形成的并且受经济基础影响，以善恶为评价形式，依靠社会舆论、传统习俗和内心信念，用以调节人际关系的心理意识、原则规范、行为活动的总和。它由道德意识、道德规范和道德实践（活动）三个部分构成。

性道德（Sexual Morality）主要是指调节两性关系及性生活的行为准则和规范的总和。性道德主要关注的问题是：什么样的性行为是正确的、符合社会发展要求？与性道德紧密联系的性道德教育是指通过不同的方法，借助不同的方式，帮助人们获取正确的性道德观念，从而避免性犯罪和性违规。性道德产生的基础是人类有性别之分，由性别不同而产生性行为，在行为与人之间产生规范要求。这种规范要求符合社会相关法律规定和社会约定俗成。

（二）性道德的特点

性道德与其他社会意识形态一样，是人们社会生活的反映。但是性道德又具有它自身的独特性，与其他社会意识形态有着一定的差别，即性道德在于它是以人们之间的性行为为基础的，具有以下三个特点。

1.严肃性

性道德的严肃性通常需要两个条件来保证：①性行为应该在婚姻内进行。男女之间的性行为是感情升华的结果，这种升华的结果必须要以道德和法律作为保障，双方当事人只有在情投意合、你情我愿的情况下,感情才能付诸行动并加以升华。没有婚姻作为保障的性行为是不提倡的。当今大学生中存在相当比例的婚前性行为现象,他们大多数不懂得真正的爱情是体现为关心和爱护对方,很多学生明知在校期间发生性行为会给对方带来很多不确定因素和意外伤害,却不计后果地发生性行为。所以大学生应该在校学习期间克制自己的性行为,避免发生婚前性行为,特别是没有安全措施的性行为。②性行为是双方爱情的表达。爱情是男女发生性行为的前提,没有爱情的性行为是不道德的性行为。因为人类的性行为是两人相处、相知、相爱,并且感情升华的最终结果。但目前很多高校学生的恋爱目的并不明确,有的是为了弥补在校期间的空虚寂寞,有的是为了显示个人出色的外表和能力,这是对自己和他人不负责的表现,也是不符合当代品学兼优大学生的标准。大学生在恋爱期间,要以谈为主,以爱为辅,要多了解对方的理想、品格、生活习惯、家庭背景以及对事情的处理能力等方面,不要把恋爱的精力放在性爱上,如果恋爱期间一味追求性爱,就会本末倒置,到头来爱情无果、身心俱伤。

2. 平等性

性道德的平等性表现在以下两点:①性交过程双方自愿;②性交看重双方享有同等的权利和义务。在两性关系交往过程中,男女平等是非常重要的。任何人都不得强迫对方与自己发生性行为。性道德就是要让人类的性交往行为处于规范之下,对自己的性欲要自我约束、自我管制,不能随自己的私欲放任其发展。一般女生不拒绝男生发生性行为的原因是:女生不知道如何拒绝男生提出发生性行为的要求,害怕拒绝男生的性爱要求会使对方误认为自己不是真心相爱。所以很多情况下女生为了顺从男生而发生了性行为。但这样的顺从往往不会带来好的结果,相反会给女生留下终生遗憾和痛苦。因此,我们有必要提醒大学生们:当你不能确定对方是你的终身伴侣时,请不要随意与他(她)发生性行为。

3. 科学性

(1)遵守性医学原则,不得将任何疾病通过性行为传染给对方。性行为是基于男女双方性器官接触而得以实现的,它不仅包含双方情感也包括双方的肉体接触,所以在双方相处和接触的过程中,健康尤其重要。如果一方发现自己身体有疾病,一定要从关爱对方的角度出发避免与恋人接触,更不能恶意传播疾病。当前社会有人明明知道自己是获得性免疫缺陷病毒(HIV)感染者,还恶意传染给别人,这是极不道德和要受到处罚的行为。当然在这里并不就是说艾滋病患者就不能再享有性生活,失去了寻求性快乐的权利,只要坚守住性道德,做好安全措施,依旧可以享受正常的性生活。大学生要时刻牢记在两性关系相处时关爱和尊重别人的重要性,只有这样才能获得正真的情感和友谊。

（2）遵守性生物学原则，在对方生理条件不允许的情况下，不应该强行要求与对方发生性行为。如月经期、怀孕初期和即将分娩期、哺乳期等，由于女性在这些时间，身体上会发生一些生理变化而导致性欲降低，也更容易感染疾病，所以在这些时期不要发生性行为。

（3）遵守性心理学原则，性交时不得带有性心理虐待倾向。两性交往的基本准则就是要相互尊重、相互关爱。人与动物性爱的最大区别是，人类的性行为是以情感为基础，而动物的性行为是本能的需要。一些人由于压力过大或精神疾病所造成的障碍使性心理发生了扭曲，为满足自己的一些特殊嗜好和刺激追求，不顾身体健康和卫生在性行为中采用肉体折磨方式来达到快感，这些都是对身心有害的，我们要坚决反对和杜绝。

（三）性道德的重要性

性道德是调控人们与性接触有关行为的准则，是婚姻家庭道德的重要组成部分。它是一个社会的人所要承担彼此尊重、彼此负责、彼此关爱的精神力量，是衡量人类两性关系文化发展水平的重要标志。性道德虽不像性法律那样具有强制约束性，却是人们普遍认同的人与人之间交往的行为准则，违背它的性行为是会受到人们谴责的。在社会关系交往中，特别是性关系交往中，我们都要遵守这样的道德规范。由于性道德规范的存在，两性关系的相处才能稳定和谐，社会关系才能进步发展。

1.调控主观意识

人类的性行为，具有动物界最原始的冲动本能，每个人的性欲望都会随着生理反应而发生变化。但人类繁衍进化到现在，其具备的动物本能性冲动不断被社会道德、法律规范制约而逐渐退化，取而代之的是被人类两性关系感情所调节。性道德就是人类两性关系感情的控制器，它不仅可以自觉控制性生理本能表现出的性要求，使之不造成对他人的性骚扰和对社会的不良影响，而且可以控制两性交往发展的方向和深浅。一些大学生在恋爱过程中因一方单相思或一方有个人目的的要求遭到拒绝后，就会采取极端手段不停地骚扰对方，使双方都陷入极度的痛苦之中，甚至有些人会做出"一失足成千古恨"的憾事。具备了性道德观念就可以用理性的力量控制和压抑感性的冲动。

2.调控婚姻家庭

婚姻、家庭是两性关系发展的最高阶段，婚姻家庭的双方当事人在婚姻存续期间是通过感情和责任来维持和巩固的，而情感的基础就是遵守性道德。性道德不仅是调控和约束双方行为人的规范，也可以促进双方行为人的感情更加和谐。只有夫妻双方都遵守性道德，婚姻家庭中的性行为才能更加和谐，夫妻感情才能更加持久。不同社会价值观的性道德是有所区别的，西方社会的性价值观念由于受到"性解放"和"性自由"的冲击，对于性行为的开放程度是相当高的。大学生要学会鉴别不同社会意识形态中存在着的性道德的差异性，遵守符合我们社会主流价值观和文化观的性道德。

3.调控社会生活

性道德是调节人与婚姻和家庭关系的行为规范。他所调节的对象——人、婚姻、家庭，都是社会的重要组成部分，每个人与社会又有着密切的联系。在社会关系交往中，性道德规范是调节婚姻家庭的个体与社会交往中同事、朋友关系的砝码，如果逾越了性道德的要求，就会发展成违背性道德的不道德关系。所以，婚姻中任何一方都不能违背它。性道德的社会调控主要表现在：①影响个体发展。性道德观往往集中反映了一定社会或阶段的人生观、道德观和价值观，人们接受什么样的性道德观，并用来指导个人生活，规范自己的思想行为，久而久之就会形成相应的人生观、道德观和价值观。②增进婚姻稳定、家庭和谐。婚姻是两个相爱的人爱的产物，是社会公认的夫妻关系。因此，性道德就会成为调整婚姻家庭关系时最重要、最直接、最有效的规范和手段，其他任何社会规范都是不可比拟的。③加强社会安定和促进精神文明发展。性道德是通过个体和婚姻家庭作用于社会生活，通过性宣传、性教育和性评价等活动积极引导社会道德风气，创造良好的社会道德环境和氛围，从而有利于社会的安定和道德水平整体的提高。

（四）性道德的历史发展

性道德不是与生俱来的。它是人类随着物质生活和自然环境的不断改变而逐渐产生、发展、变化而来的。人们在历史发展过程中不断地总结两性关系在社会生活中的作用及其带来的后果，不断地探索如何使其在生活中更加牢固以促进社会和家庭的发展，并且逐渐形成了具有社会习俗约定的规范。

1.原始社会的性道德

原始社会是人类的初级社会。在原始社会的初期，人们群居野外，衣不蔽体，获取食物和繁衍后代是最重要的事情，体现人与人之间的自然关系大于社会关系的要求。人们的性交不受辈分、亲缘、时间、地点等任何限制，也不存在任何羞耻心理。这样的人际关系，使种群不断发展壮大，但也留下很多后遗症。人们认识到这样的性行为会给种族带来恶果。到了原始社会的中期，人类的性关系开始受到限制了，出现了"性爱禁忌"，即禁止父母与子女、同胞兄妹之间发生性交的规定。这使得性交从有害的无序状态逐步发展到加以约束的行为，这是人类性关系的一大进步，也是人类性道德的萌芽。第二个禁忌是月经禁忌,即妇女在月经期内禁止性交,并禁止参加许多生产活动。这个禁忌的出现并不是当时人们对女性身体的关心和爱护,而是出于对女性月经的无知与恐惧,有的人甚至认为月经是上帝因男女性交过度而对女性的惩罚。而男性出于害怕这样的惩罚而回避。第三个禁忌是性公开禁忌,人类最初的性交活动是不分对象、场合、时间和次数限制的,人们的性行为存在很大的随意性,随着人类对客观事物的认识和自我认识的不断完善,认识到性行为应该离开群体,性行为应该是双方的私事,对性交的公开性产生羞耻感。避开公众人群进行性交是人类性道德的进步。

2.奴隶社会的性道德

发展到奴隶制社会时,人类以婚姻为基础,产生了一夫一妻制,出现了家庭。人们以家庭为社会单位进行生产,两性关系不断进步。为了维护自己的私欲,男性要求女性从一而终,坚守贞操,并且可以凭借自己的经济实力,妻妾成群。妻子实际上是丈夫的私有财产、传宗接代的工具、管理家务的奴隶,忠诚、守节是专属于妻子的义务,丈夫不必遵守。虽然奴隶制社会的性道德极不完善,但依旧为人类性关系的一大进步,因为它是要求排除杂乱的两性关系的开始,标志着人类对自己的性生活提出了更为严格的限制。奴隶社会的社会道德和家庭道德以及两性之间的道德基本是融为一体的,阶级压迫和对女性的奴役,是这种道德最突出的表现。总之,奴隶社会的性道德,有着社会发展积极的一面,虽然从表面上看,奴隶社会的私有制将女性作为私人占有物品,但与原始社会的性道德相比是有很大进步的。

3.封建社会的性道德

社会发展到封建社会后,人们对于两性关系的认识更加受到禁锢。无论欧洲中世纪基督教专政下的性道德,还是中国封建王朝专制统治时期的性道德,都是宣扬"性即罪恶""性即淫秽"的思想,社会性道德的实践也是充满着复杂、矛盾、多样性的。随着社会经济的不断发展,男人在社会经济中的贡献越来越大,社会地位也随之不断上升,两性关系也越来越不平等,出现了"男尊女卑"的现象。男人对社会的贡献越大,越要享有更多的特权。男人可以性享乐和性纵欲,可以三妻四妾,可以嫖妓;但对已婚女性则要求"性从属"和禁欲,对婚后不忠出轨的女性,一纸休书即可将她们赶出家门,也可以用当时极其残酷的刑罚处置,比如火刑、鞭打、贞操带等。在两性关系上,女性处于社会的最底层,社会宣传也是让女性三从四德,某些地区至今保留的贞节牌坊就是封建社会对女性性道德摧残的证明。在漫长的中国封建社会里,性禁锢和性摧残有两个典型代表事例:一是太监,这是中国封建社会对社会底层男性性禁锢、性摧残的表现;二是女子裹脚,这也是对女性性摧残的表现,目的是阻断女子与社会的交往,在家围着灶台转。中国封建社会的性道德是以性禁锢为主要特征的,而这种性禁欲只是社会底层的禁欲，尤其是女性阶层的禁欲，而非上层统治阶级的性禁欲。所以说封建社会的性道德是极其不平等的，是为统治阶级服务的。在两性生活领域推行禁欲主义有利于加强统治阶级对社会的控制，有利于满足其自身由于经济地位和政治地位的巩固而不断上升的私欲，更加放纵性欲。

4.资本主义社会的性道德

资本主义社会的性道德是伴随英国工业革命开始而开始的。工业革命给资本主义社会的经济带来了极大的推动和发展，产生了一批新兴的资本家阶层，这些新阶层为了争取自己在社会中的地位和权力，提出了自由平等的观念。在思想上，欧洲的文艺复兴运动起到了推波助澜的作用。一些艺术家、思想家反对封建特权，倡导人文思想，提出平等、自由、博爱的观点。随着两次世界大战的爆发，欧洲成为战争和经济的中心，一方面经济高速发展，导致国家权力占有欲望的膨胀；另一方面，每个人的社会人权意识也在不断地加强。女性开始反对性别歧视，争取和男子享有平等的社会地位和政治经济权利，同时要求改变基督教禁止离婚的戒律，主张婚姻自由，从而开始了一场20世纪初起于西欧，20世纪60年代盛行于美国的"性解放"和"性自由"运动。但随后在"性解放"的实际发展中，逐渐演变为性交是人人都应该有的、与生俱来的自由权利；性行为是个人的私事，是上帝赋予每个人的权利，从而造成和促使越来越多的年轻人缺乏社会责任感。这个时候的"性解放"已经背离了最初的意义，成为资本主义阶级极端利己主义和自由化的挡箭牌，性自由甚至反对一切性约束，主张性爱与爱情分离，否定贞操观念。性自由成了通往幻灭、精神空虚、离婚、性病、私生子现象的坦荡大道。

必须承认，在人类性文明的发展历史上，相对于封建社会禁欲、灭欲的性道德而言，资本主义的性道德的确具有一定的进步意义。但完全否定传统约束，随之带来的也是人类性道德的灾难。离婚率大大增加，单亲家庭和非婚生子现象增多，性病肆意泛滥。这些恶果也提醒人们对"性解放""性自由"运动的反思，西方社会开始重新审视流行半个世纪的性解放运动，以及性道德的重要性。目前出现回归性道德的趋势；提倡并致力于心灵与人格成熟；站在子女、朋友、配偶或父母立场，学习实践真爱；婚前保持贞洁，婚后维持忠贞。

5.社会主义社会的性道德

社会主义社会的性道德是建立在马克思主义价值观基础之上日趋完善的社会新型人与人的关系。社会主义制度的建立是人类社会向前发展的一个重要阶段，在社会主义社会制度中人们建立了相互平等、相互尊重的新型人际关系。在婚姻制度中，社会主义婚姻观提倡男女平等，自由恋爱，一夫一妻，感情忠贞，行为自律等原则。实行计划生育政策，也是我国特有的社会主义性道德规范之一。社会主义性道德具体体现在以下几个方面：

（1）两性之间的性爱是建立在爱情基础之上的。和以往任何社会制度的性爱观念不同，社会主义的性爱是建立在男女双方感情基础之上的，人们从相识、相知到相爱，都是在平等自愿前提下进行的，任何一方都不能将自己的私有意愿强加给对方。

（2）夫妻关系合法化。社会主义道德要求男女双方不仅要有感情基础，还必须通过法律程序，使双方的关系合法化。只有合法夫妻的性爱才能被社会所认可，才受法律保护。目前社会上出现婚外情的现象，娱乐圈更是频频爆出明星婚外情新闻，是违背了社会主义性道德原则的，是道德缺失的表现。

（3）性爱的结果是必须承担法律义务和道德责任。社会主义的性道德要求每对合法夫妻，必须对其性爱产生的后果负责，对子女必须承担抚养、培育的责任，任何人不得以任何借口逃避。目前社会上出现的遗弃婴儿现象，是一种违法行为，是对社会主义性道德的公然违背，我们必须以法律的手段加以制止。

（4）婚姻自由，反对包办。社会主义的性道德，反对包办婚姻，对腐朽的"指腹为婚""媒妁之言"都是不提倡的。婚后的生活也是建立在两人感情基础之上，如果感情的基础崩塌，允许单方解除婚姻关系。

（5）对性生活的道德评价坚持相爱、自愿、合法、无伤、私密的道德原则。

社会主义的性道德是人类社会发展过程中的必然阶段产物，它是原始社会、奴隶社会、封建社会、资本主义社会的性乱交、性禁忌、性禁锢、性压抑、性放纵、性享乐、性自由基础之上逐步发展成的新型人与人在性爱上的一种行为准则。但是社会主义的性道德也是因各国社会发展变迁历史的不同、国情和风俗的区别而有所变化的，但即使国情有所区别，社会主义性道德的基本原则却没有变化。所以我们不能把社会主义性道德教条化，要深入领会社会主义性道德的真正含义，同时要注意人类的性道德是随着社会的发展而进步的。

（五）性道德的社会作用

性道德是用来调节现实社会中男女关系的，它要求人们一切有关性的行为都必须遵守这一规范，它既是社会约定俗成，也具有一定的法律规范性质，只有当两性性关系符合了这一规范，才会被社会认可，而违背这一规范就会受到社会谴责。性道德的社会作用主要表现在以下几个方面。

1.促进个体健康成长与发展

性是大多数人都无法回避，却又难以开口的话题，每个人都会随着生理上的发育，而逐渐形成对性的渴望，这种性渴望可以渗透到每个人的思想、感情、心灵的深处，如果没有符合社会实际的性道德约束,在一个人的成长道路上就有可能走弯路,就可能使自己或他人受到伤害。所以,符合社会实际的性道德可以激发个体的自尊心和上进心,也可以净化人的思想和灵魂。大学生在经历了青春期发育后,性渴望正值高峰期。如何正确把握自己的性道德观,是每一个大学生健康成长的必要保障。在我们身边确实存在个别大学生进入高校学习阶段没有把握好自己的性道德观,出现乱交朋友,随意发生性关系的现象。性快乐是把双刃剑,把握得好,可以给自己和他人带来幸福快乐,把握不好就会造成人生发展道路上的悲剧和痛苦。文明社会的每个人都必须遵守符合社会实际发展的性道德,才能给自己带来更大的发展。

2.促进家庭和睦,婚姻更幸福

婚姻是建立在男女双方感情基础上的社会形式,除夫妻之外的家庭成员都是以婚姻为基础的血脉延续。在这种社会组成形式中,每个家庭成员都要受到道德的制约。夫妻间是以感情为基础的性关系,这种关系是家庭的核心关系,是体现婚姻、家庭本质的独特关系。因此,性道德就是调整这一关系最有效、最直接的规范和手段。社会主义的性道德要求夫妻间必须相互忠诚、相互体贴、互敬互爱,双方要在性道德的约束下增进情感,彼此互守终身。当前社会频频出现性道德滑坡,如"婚外情""小三"等现象,都体现了当代经济发展过程中金钱价值观与性道德的碰撞。性道德不能代替法律,它要靠每个家庭成员自觉遵守。只有当家庭成员自觉遵守性道德,才能发挥它最大的作用。对于不遵守性道德规范的人,社会舆论会给予谴责和批评。社会主义的性道德就是要促进婚姻与家庭的稳定、和睦。

3.促进社会生活和谐稳定

性道德虽然是个人、婚姻以及家庭的规范,但每个家庭又是社会缩影,因此个人、婚姻和家庭的性道德状况,必然成为影响社会秩序和文明发展的重要精神力量。反之,社会制度是否优越,法律建设是否完善,道德价值观是否健康也会对婚姻和家庭产生直接影响。夫妻一旦缔结了婚姻关系,任何一方就有了法律的各项权利和义务,而这种权利和义务又与社会法律紧密联系,它既受到法律的保护也受到法律的约束。社会的稳定离不开家庭的稳定,但夫妻关系的维持不能建立在阻碍对方个性发展和与外界正常交往之上。性道德对婚姻的约束并不等于断绝与其他异性的交往,重要的是把夫妻感情放在第一位,才能与他人发展健康的关系。只有正确处理好爱情与友情的关系,才能使夫妻和睦、家庭稳定、社会和睦。

（六）性道德的基本原则

1. 性禁忌原则

性禁忌是人类在原始社会时期无禁忌性交过程中产生了许多不可预见的后果而后逐步发展起来的。对两性关系自我控制和自我约束的性道德标准是人类社会自身繁衍过程中对性行为的总结。在母系氏族社会以前，人类曾有过血缘混乱的现象，即父女、母子、兄妹姐弟之间都可能发生性关系。到了母系氏族社会时期实行的是族外婚姻，氏族内部禁止通婚，父女、母子、兄弟姐妹之间的性关系已被视为乱伦。这是人类社会性禁忌发展的初步阶段，也是人类不断自我完善过程中的重要缓解。随着人类社会不断进步和发展，被公认的性禁忌原则主要有：禁止有血亲关系的婚姻，这种禁忌实际上就是通过原始社会最初的性禁忌衍生而来的。在当今社会，世界各国都用法律形式加以固定了，我国民法典规定直系血亲或者三代以内的旁系血亲禁止结婚。

2. 性自愿原则

在社会发展过程中人与人之间的关系，除了社会关系以外，就是家庭关系，而在家庭关系中，男女双方的关系主要是以婚姻关系为纽带的性关系。男女双方从相识、相知到相爱的过程中，性都贯穿其中，它不仅是因为性行为可以增加男女之间的感情，也是由人的本性所决定的。但在处理男女之间的性行为关系时，一定要以双方自愿原则为前提。一般而言，在男女性行为中，男性占主导地位，所以对女性而言，自愿原则尤其重要。社会主义社会的性道德原则之一，就是要反对封建社会包办婚姻、买卖婚姻、强迫婚姻等，提倡男女之间性行为是建立在双方感情基础之上而自愿发生的，这样有利于社会、家庭、个人和谐幸福的生活。

3. 无伤害原则

男女之间相结合要以真诚、尊重为前提，无论是自由恋爱还是经人介绍处对象，都要做到彼此相互关心，相互爱护，彼此相互尊重对方的民族习惯、宗教信仰、生活习惯等，在日常生活中夫妻之间感情要相互磨合、相互包容，在不违背性道德原则的前提下，力求做到求大同存小异。在性生活中不能以威胁、逼迫、引诱为手段施加暴力，杜绝性虐待的行为。在夫妻间，任何一方不得将有害对方身体的传染性疾病通过性行为方式传染给对方。总之，无伤害原则是维护夫妻感情的前提，也是家庭正常和谐良好氛围的保障。

4. 私密原则

性爱是人与人之间最亲密的肉体与精神的结合，就性爱本身而言，它只属于男女双方二人共有，具有排他性。它是建立在双方感情基础上，以自愿、平等、相爱、合法为前提。情侣之间或夫妻之间的性爱既要符合性道德规范,也要符合本民族风俗和宗教信仰等。我们既反对把性爱自私化,也反对把性爱公开化的行为。资本主义社会在"性解放""性自由"思潮影响下,过分强调性的天性与自由化,与此不同,我们提倡符合东方文化特征的性爱表达方式。

二、性伦理

（一）性伦理的内涵

性伦理是研究人类性道德现象及其本质和规律的理论科学,又是研究各类性社会学关系,概括总结代表一定社会、一定阶级利益的性道德原则和规范,用以指导人们的性意识、性活动的实践。性伦理作为人类对自身性关系、性行为、性规范自觉省思的结果,是在人类两性关系发展的历史长河中逐渐产生和发展起来的。性伦理有其特殊的研究对象、任务和方法。性伦理学是与哲学、性生物学、性心理学、性法学等学科既有区别又有密切联系的一门学科。

（二）性伦理与性道德的区别

在伦理学中,"伦理"是指关于人伦道德的理论,即协调处理人与人之间相互关系所应遵循的道理和规则。与"道德"相比,它主要是以理论的形式来反映对人们的道德现象和道德关系的思考。一般来说,性道德和性伦理是相通的。作为性存在的两种反映形式,无论是性道德还是性伦理都有其共同的内容。然而,在性道德里,性是作为它自己的"直接现实",作为某种行为的必然性而被反映出来。而性伦理反映的性存在,却要以其认识的对象作为中介,即以性道德本身作为中介,是在性道德基础之上的一种升华。所以,性伦理是人类对于两性关系和性道德现象的一种理性思考与分析,从而揭示其本质并将其上升为理论或学说。

从性道德表现的形式来看,它是一种特殊的规范调节手段,是通过社会舆论、传统习俗和内心信念维系并发挥作用的性行为原则、规范的总和。正是在这个意义上,我们说性道德是一种实践精神,是把握世界的特殊方式。而性伦理虽然源于性道德,但同时又是性道德的最高表现形式,是在人的性生物存在、性心理存在的基础上对性社会存在进行研究。

（三）性伦理学与相关学科的关系

性伦理学是一门独立的理论学科，有自己独特的内在逻辑和理论构成，但是在社会科学领域中，它又受到一些相关学科的影响，与这些学科发生了一些联系。这里我们主要研究性伦理学与性生物学、性心理学、性法学的关系。

1.性伦理学与性生物学

性生物学是自然科学中的一门学科。它研究的对象是性的生理结构、性器官的构成、中枢神经和激素与性的关系、不同年龄阶段人的性生理结构和机制、生命孕育的过程、性生理功能障碍等。性生物学是对物质形态的性的生理解剖，同时是对精神形态的性活动的生理机制和过程规律的揭示。

性伦理学与性生物学有本质区别。性伦理学是社会科学中的一门学科，它是以性道德即特定的社会意识为研究对象的，是研究性关系的调节、性行为的社会控制的专门学科。

性伦理学与性生物学也有一定联系。性关系的道德问题、性关系的调控问题固然有明显的主观色彩，体现一定社会或阶级对性关系、性秩序的要求，但它是在性生理机能和机制的基础上产生的。只有承认和认识了人的性生理结构、性生理机能和机制后，才能在尊重客观规律的基础上，制定出相应的性道德规范，才能既保护性生理的正常发育，又给性生理活动以社会规范的指导和制约，使之能健康正确地发育。简言之，性生物学为性伦理学提供了自然物质基础，性伦理学为性生物学提供社会调控手段。

2.性伦理学与性心理学

性心理学属于社会科学类，是研究心理现象及规律的科学。性心理现象及规律是指人的性感觉、性知觉、性记忆、性想象、性认识、性情感、性意志等心理过程和能力。在性心理现象的总和里，性心理学也研究与性道德有直接关系的心理现象，比如人的性道德观念、性道德意识、性道德情感、性道德意志以及性道德行为动机、性道德行为习惯产生和发生作用的机制和过程。

性伦理学是研究性道德现象的科学，它除了研究社会性道德状况之外，更重要的是要研究个体性道德。个体性道德包括个体在性道德活动中的各种心理活动过程。在这一点上，性伦理学与性心理学研究的对象和内容是一致的。从研究方法上看，性心理学的研究方法，如直接观察、一般调查、自然实验、实验室实验、心理咨询等都可以直接引入性伦理学的研究中。

性伦理学与性心理学是两门联系很密切的学科。性心理学为性伦理学研究提供必要的理论基础、资料和方法；性伦理学可以为性心理学提供社会道德规范标准，改进、控制人们的性心理活动过程和性心理特征,促进积极、健康的性心理活动发展,控制消极、不健康的性心理活动的冲击,使人们的人格和心理健全地发展。

3.性伦理学与性法学

性法学是在法学与性学的交叉领域中研究对人类性关系和性行为的法律保障、法律规范和法律调控的科学。性法学是调整人们性利益关系,保障合法性权利以及惩罚性犯罪的一门法律学科。作为调整人们性利益关系的性法学,首先,要保障人们合法的性权益,即保护合法的性行为以及与此性行为密切相关的其他社会行为,例如:依法进行结婚登记而建立起来的婚姻家庭关系受到法律的保护,为保障合法婚姻的权利,世界各国几乎都有关于禁止重婚的法律规定,恋爱自由、婚姻自主以及性的正当防卫等都受到法律的保护。其次,性法学将对违法的以至犯罪的性行为及与此性行为密切相关的其他社会行为进行法律制裁。性法学对性犯罪行为,如强奸、奸淫幼女、重婚、卖淫、故意传播性病、制作传播淫秽物品、性虐待以及与性有关的已触犯刑法的行为,将按刑法有关法律判处刑罚。

性伦理学是以性道德为研究对象的理论体系,是以性道德为调整人们性关系、规范人们性行为的社会科学。性伦理学在调整人们性利益关系时与性法学不同,它所要区分的是是与非、善与恶、荣与辱的界线,它所依据的是人们在长期社会生活中形成的公众认可的一些性道德观念、性行为风俗习惯和惯例,凭借的是社会舆论、传统习俗,特别是当事人的内心信念和道德良心。性伦理学通过善恶道德评价,教育、规劝、引导人们在处理两性关系时择其善者而从之,择其不善者而改之。因此,内在的自觉性、舆论的监督性、行为的引导性是性伦理学调节两性关系的突出特点。

第三节

违规性行为和违法性行为

一、违规性行为

违规性行为指违反社会规范的性行为,在当前的社会环境和社会文化背景下,不被大多数人接受的性行为,具有违规性、相对性、非社会主流性的特点。

(一)婚前性行为

随着中国经济和社会文化的发展,性自由和性解放兴起,大学生的婚前性行为发生率逐年升高。2010年,根据对北京市大学生婚前性行为调查,大学生婚前性行为态度方面,82.76%可以接受非婚性行为,13.36%发生过婚前性行为,发生第一次性行为的平均年龄为19.25岁。研究数据表明,婚前性行为在大学生中较为常见,且大学生普遍对婚前性行为持开放态度。有性行为的学生中,16.67%的男生曾使性伴侣发生意外妊娠,6.06%的女生发生过意外妊娠;大学生避孕知识方面,仅有58.78%每次性行为均采取避孕措施,21.85%能准确选出所列的紧急避孕方法。意外妊娠会给大学生及其家庭带来极大的伤害。除了意外妊娠之外,性传播疾病如艾滋病的传播也成为大学生公共卫生防治的重点。根据北京市疾病预防控制中心发布的数据,2010—2016年,北京市共报告15~24岁学生HIV/AIDS患者702例,2010—2016年青年学生例数占当年病例报告总数的比例呈波动上升趋势,分别为2.16%,3.51%,3.67%,3.44%,4.05%,4.27%,2.99%。

大学生由于频繁的婚前性行为以及性感染会产生多种性心理障碍,如担心、紧张、害怕、愤怒、情绪低落、憎恨等。这些障碍严重影响大学生心理健康,给其留下重大心理阴影及创伤。因此,大学生应慎重对待性关系,不要轻易发生婚前性行为。

（二）非婚同居行为

狭义的非婚同居关系是指在法律不禁止的前提下,无配偶的男女双方在不履行结婚登记程序的前提下,自愿地以稳定公开的方式共同生活过程中形成的法律关系。在我国,只有结婚同居是合法和有效的,受到法律的保护,非婚同居则得不到法律的保护,这里谈到的主要是非婚同居。我国现行的民法典及其他婚姻家庭法律法规都未对非婚同居制度做出禁止性规定,故同居行为也没有达到违法的程度。随着社会文化的发展,同居现象非常普遍,中国男女的不婚率逐渐升高,大部分民众对同居行为的态度逐渐变成中立或者赞同,或许在不久的将来,非婚同居行为将不再被视为违规性行为。

二、违法性行为

违法性行为是指违反有关法律规范的性行为。违法性行为也可从广义上和狭义上进行理解。广义上的违法性行为是指包括性犯罪在内的一切违反性法律规范的行为。

狭义的违法性行为指违反有关性行为和性关系的法律和法规,但是并不构成犯罪的行为。通常所说的违法性行为,主要是指狭义的违法性行为。根据我国的法律和法规,尚不构成犯罪的、狭义的违法性行为主要包括:①卖淫行为,即为了获得经济和其他方面的利益而自愿与他人进行的性行为;②嫖娼行为,即以金钱和其他利益做交换而与他人发生的性行为;③制作、复制、出售、出租或者传播淫书、淫画、淫秽录像或者其他淫秽物品、尚不构成犯罪的行为;④侮辱妇女、尚不构成犯罪的行为;⑤在娱乐性营业场所进行的异性按摩行为;⑥其他违反有关性行为和性关系的法律和法规、尚不构成犯罪的行为,例如,在公共场所露阴的行为、窥视他人的裸体和性生活的行为等。

违法性行为的特点:首先,违法性行为具有一定的社会危害性。这种社会危害要比性越轨行为严重,但又比性犯罪行为轻。一方面,由于违法性行为比性越轨行为严重,必须纳入法律调控范围,由国家有关部门加以干预;另一方面,违法性行为所违反的法律是除刑法以外的其他法律,如行政、民事等方面的法律法规,与性犯罪相比,它的社会危害性则相对较小,因此不需要国家刑事司法机关进行干预。其次,违法性行为要受到一定的法律制裁。由于违法性行为违反了相关的法律法规,造成一定的社会危害,因此,必然要受到一定的法律制裁。

三、性暴力

性暴力是暴力的一种特殊形式，是一个全球性问题，它存在于不同的社会文化和社会结构中。性暴力是指未经过对方认可而实施的性行为，无论双方是何种关系，在何种情况下，只要其中一方通过强迫手段使另一方与其发生任何形式的性行为都属于性暴力。性暴力不论在发展中国家还是发达国家都非常普遍，它不仅给受害者带来危害，侵害受害者权利，也会对社会造成不良的影响。由于我国深受传统文化的影响，很长一段时间，性都作为一个难以启齿的话题，很少被公开讨论过。但随着社会的进步以及人权意识的逐步发展，性暴力也越来越受到社会大众的关注和重视。《中华人民共和国民法典法》《中华人民共和国妇女权益保障法》等多对性暴力等明令禁止。作为新时代的大学生，了解什么是性暴力，并掌握相关的防范和应对措施，有利于保护我们自身的权益不受侵犯。我们这里将重点介绍性暴力最常见的两个行为，即性骚扰和强奸。

（一）性骚扰

性骚扰，一个古老又现实的社会问题，它既包含道德考量又包含法律约束。

1.性骚扰的定义

性骚扰是指以性欲为出发点，通过直接或间接的方式运用与性有关的的言语、文字、图像、信息、肢体行为等针对被骚扰对象，并引起对方的不悦感，这是一种侵犯他人人格尊严的民事侵权行为。

性骚扰可发生在地位不平等的人群之间（如上下级、师生、医患中），也可以发生在同事、朋友、亲戚、陌生人之间。其表现形式尚无统一的界定，但大致认为有三种常见的方式：口头、行为和环境性骚扰。

（1）口头性骚扰。口头性骚扰是指运用猥亵性语言挑逗异性，如讲述个人的性经历，讲一些黄色段子、黄色笑话，炫耀自己的性能力；编造或传播性谣言；对异性的外貌、身材、穿着给与有关性方面的评价等。口头性骚扰由于实施起来更加方便故较其他两种形式更为普遍。

（2）行为性骚扰。行为性骚扰是指一些故意的、不必要的暗含性色彩的行为，如触摸、碰撞异性或同性的身体敏感部位（乳房、臀部等）；向异性或同性发送有关性的信息或邮件；邮寄有关性的物品；展示有关性的图片、播放色情录像；暴露性器官；用身体做出性暗示、性挑逗的动作；用暧昧的眼光打量异性等。

（3）环境性骚扰。环境性骚扰是指在工作场所或公共场所展示一些与性有关的物体，如淫秽的广告、海报、图片、书刊等。

2.性骚扰的危害

性骚扰作为一种侵犯他人人格尊严的民事侵权行为，不仅有伤社会风气，破坏社会治安，对受害者本身来说也会带来一系列的烦恼和痛苦。《<中华人民共和国妇女权益保障法>释义》对性骚扰给受害者会造成的伤害做了如下陈述：

（1）生理危害。性骚扰的发生会给受害者造成身体损害。在遭受性骚扰后受害者会产生消极情绪体验和相应的身体反应，包括头痛、恶心、消化不良、梦魇盗汗、失眠紧张，浑身无力等，这些身心反应长期存在，会使受害者的身体健康受到严重影响。在极少数情况下，此次进行的或者后果严重的性骚扰，还可能会引起受害者自杀。

（2）心理危害。在大多数情况下性骚扰对受害者造成的危害主要表现在精神方面，不仅给受害者造成沉重的精神负担，也使受害者对人际关系产生灰暗心理。性骚扰对受害者精神的损害突出表现在两个方面：一是创伤，受害者常常因此背负沉重的心理包袱，经常感到情绪悲观、沮丧，甚至绝望等情绪体验。二是造成受害者建立和维持人际关系的能力下降，遭受过性骚扰的受害者会对他人产生不信任感，这种心理的泛化会使受害者对周围人都持猜疑、不信任的态度，严重影响受害者的人际关系，给受害者适应社会生活带来困难。

（3）对婚姻关系和异性交往的危害。遭受性骚扰的受害者，有时可能会对异性产生敌视心理，对性行为产生恐惧感。

对于未婚女性而言，遭受性骚扰的经历会使她们对男性的正面评价下降，难以对男性产生亲近感、信任感，不利于她们进行正常的异性交往。此外，性骚扰会使她们的名誉遭受严重损害，从而难以找到合适的异性朋友，进而难以走进婚姻建立家庭。一些已经有固定异性朋友的受害者，也有可能被其异性朋友抛弃，使正常的恋爱关系难以维系。

对于已婚女性而言，性骚扰的经历会影响夫妻性生活，造成夫妻感情恶化。她们遭受性骚扰的经历，有时难以得到配偶的理解，即使得到配偶的同情也常使婚姻关系蒙上阴影，使受害者在配偶心中的地位下降，从而影响婚姻关系的稳定。

（4）对人格和名誉的损害。人格和名誉是个人权益的重要组成部分，应受到他人的尊重。遭受性骚扰会损害受害者的人格和名誉，使受害者感到自己的社会地位受到动摇，感到自己在异性眼里不是有点轻佻就是生活作风有些随便，使自己得不到他人应有的尊重，使自己的人格尊严受到侵犯，在社会中的威信降低。

（5）对职业发展的损害。性骚扰可能会不同程度地影响受害者的职业发展。很多性骚扰具有交易性质,性骚扰者以职业发展机会作为交换条件,如给受害者晋升、加薪、升学、提供职位等。如果受害者不能忍受性骚扰就很有可能失去这些机会,对其职业发展造成不利结果。有的受害者不堪忍受上司的性骚扰,不得不忍痛辞去自己喜爱的工作;有的受害者拒绝性骚扰后被上司以似是而非的理由解雇、辞退或开除,职业生涯受到严重影响。

(6)经济损失。性骚扰会影响受害者的情绪状态,使受害者不能集中注意力做好自己的业务工作,以致在工作中经常出现精神涣散、分心的现象,工作效率降低,工作业绩下滑,从而影响他们取得正常的经济收入。同时,在企图进行性骚扰时,性骚扰者往往会利用自己所掌握的权力,对受害者进行要挟,如果受害者不同意或者是不能忍受性骚扰,性骚扰者就会制造事端,剥夺受害者的正当利益,其中包括经济方面的利益,给受害者造成经济损失。

3.性骚扰的防范

大学生如若遇到性骚扰,切不可忍气吞声,这样更容易助长性骚扰者的行为,将来还可能会继续遭受更多的伤害。因此增强自身的防范意识,学习一些防范技巧是非常有必要的。

尽量避免一些容易引起不必要性骚扰的情境,如拥挤的街道、酒吧等地方;尽量不要独自去偏僻的地方或走夜路;需要走夜路时一定要注意周围环境,观察是否有人跟踪,晚上出门不要衣着暴露,不要穿鞋跟太高的鞋,不要随便搭黑车,最好备有防狼喷雾等防身工具。白天在人多的地方遇到色狼一定要高声呼救,晚上遇到色狼一定要沉着冷静,与其斗智斗勇,保护自身安全。另外不仅是陌生人,有时也会发生熟人性骚扰,遇到时一定要严厉拒绝,必要时告诉老师、家长、朋友寻求帮助。在外面要警惕总是向你讨好的异性,避免与其单独相处。在生活中也要注意保护自己,如乘车时,要避免暴露敏感部位,可以拿包包把自己与他人隔开。

4.性骚扰发生时的对策

大学生在遇到性骚扰时,一定要沉着冷静,要与人斗智斗勇,尽量保护自己免受伤害。一般性骚扰发生前具有一定的试探性,如在公共场所故意蹭你身体,有时候故意摸你的身体,此时千万不要担心被他人发现而选择忍让,这种行为会给他们带来暗示,会加重他们骚扰的行为,一定要严辞拒绝。在遇到熟人带有试探语气跟你说话时,一定要明确表示自己对其行为很厌恶,如果口头警告后仍然对你举止不雅,可以告诉老师、同学、家人寻求帮助。大学生在遇到性骚扰时除了拒绝,同时还要有保留证据的意识,必要时走法律途径。

5.性骚扰发生后的处理

大学生在不幸遭遇性骚扰后,首先要爱护自己,尽早去医院做检查,进行心理治疗、心理干预等,避免遭受进一步的伤害;其次可以告诉自己信赖的朋友或者家人,得到他们的支持、关心和爱护,不要因为担心他们会责备、耻笑你而不敢向人倾诉,更不要责备自己,觉得是自己的行为带来了性骚扰;最后可以向有关机构寻求帮助和申请法律援助等。

(二)强奸

强奸作为一种严重侵害行为,会给受害者及其家人带来巨大的伤害,也危害社会的和谐稳定,因此一直受到人们的普遍关注。作为大学生了解强奸的相关知识和防范对策有利于自我保护和降低伤害。

1.强奸的定义

强奸是一种违背他人意愿,使用暴力、胁迫或伤害等手段,强迫他人与其进行性行为的一种行为。强奸采取的手段包括使用暴力,如殴打、捆绑、掐脖子、压倒等;胁迫手段,如以要杀害、损伤、败坏名誉、毁容、揭发隐私、迫害家人等进行胁迫,还有的利用封建迷信、恐吓、欺骗或职务之便、教养关系进行胁迫的。也有部分利用被害者身患重病,或利用酒精、麻醉制品、药物、假装治病、催眠等使被害人无法拒绝进行性行为时与其发生性行为也被视为强奸。强奸行为几乎见于所有国家,都是一种违法犯罪行为。

2.强奸罪

我国刑法中早已明文规定,强奸罪是指违背妇女意志,使用暴力、胁迫或其他手段,强行与妇女发生性交的行为,或者故意与不满14周岁的幼女发生性关系的行为。目前,就强奸主体而言,必须是男性,强奸的对象必须是女性,我国刑法认为女性是不可能强奸男性的,男性是没法被强奸的。

3.强奸的危害

由于强奸是一种违背受害者意愿的性暴力行为,所以带给受害者的不仅是身体的危害,更有巨大的心理伤害。

(1)生理危害。在正常的性唤起下,女性会发生一系列的生理反应,如全身肌肉紧张,呼吸急促,心率加快,血压、体温增高,皮肤更加敏感,阴道分泌足够的黏液以润滑阴道黏膜,方便进行性行为,这种情况下男性阴茎也方便进入,女性也可以感受到性快感。但是强奸则完全不同,由于阴道壁彼此贴紧,在没有性兴奋时阴道几乎不会分泌黏液,这时如若阴茎强行插入,女性不但没有快感反而会感受到疼痛,加之强奸过程使用暴力手段,之后更是会带给被害者极大的生理伤害。常见的生理危害有疼痛、阴道/肛门周围撕裂、外伤(如骨折、淤青、割伤、擦伤等)、殴打所致的器官损伤、怀孕、性传播疾病(如淋病、尖锐湿疣、梅毒、HIV 等)、妇科炎症、直肠阴道瘘、生育功能受损或丧失等等。

(2)心理危害。被强奸后,被害者常会发生强奸创伤综合征。强奸创伤综合征是指强奸发生后,受害者会表现出一系列的心理伤害。这种心理伤害一般会分为两个阶段:第一阶段为急性期,一般指遭受强奸后到急性期之内这段时间,受害者可能会出现极度惊恐、迷茫、不知所措,或在一些情景中反复体验创伤的情景,大哭大闹,明显的恐惧、痛苦、绝望、自责、自卑、羞耻、愤怒、焦虑和紧张等情绪,也有的会表现出表情呆滞,冷漠麻木,行为迟钝。第二阶段为重组期,是指急性期后的很长一段时间,往往持续几个月、几年甚至几十年。在这个阶段受害者的情绪会逐渐缓和下来,但仍会有部分心理问题,如缺乏安全感,对他人缺乏信任感、自信心受损。还有的被害者不能进行正常恋爱和婚姻(如畏惧异性、孤独终老),社交障碍,性功能障碍(如性欲低下、性交疼痛、性厌恶),还有更严重的会直接导致精神障碍。

(3)社会危害。由于社会环境的不同,即使是在发达国家,那些受到强奸的被害者也很少有人愿意站出来正视自己的受害经历,并且能够得到大家发自内心的支持和鼓励,之后还能过上正常生活。在中国,这种情况也极为少见,大多受害者本着"家丑不可外扬"的观念,选择忍气吞声,放弃了通过合法途径维护自己的合法权益和治疗的机会。还有的被害者选择站出来正视自己的遭遇,可是这样做的后果是不仅得不到支持和理解,还会受到舆论的压力或谴责,加之周围人的态度(如被羞辱、歧视、打骂等)还很有可能会对被害者造成二次伤害。这部分受害者在遭受强奸后尚未能得到真正的心理康复,紧接着却连番遭受不良刺激,不仅可能会导致精神障碍,还可能会对家人造成不良的影响(如受到他人指指点点,子女在校受到歧视、孤立等),也有举家迁移的,甚至爱情、婚姻破碎的。

4.强奸的防范

强奸会给被害者带来巨大的伤害,大学生需要学习一些防范措施和方法,以防意外的发生。以下是一些常见建议和策略。如不要穿过于暴露的服装,举止得体不轻浮,洗澡睡觉关好门窗,不独自去无人或偏僻的地方,不搭乘黑车,不和陌生人或刚认识的人独自外出,若要独自外出时及时告知家人去向、归家时间,独自乘车时大声打电话告知亲友车牌号和到达目的地的时间(故意让司机听见),特殊场合(如酒吧)不接受陌生人的烟酒、饮料、食物,学习防身术等。

5.强奸发生时的对策

强奸发生时,努力记住对方的相貌特征,保持清醒的头脑,思索对策,勇于斗争和反抗,反抗时注意攻击对方的要害(如眼睛、腹部、阴茎),但也要保存体力。形势不利时要善于随机应变,想办法和对方周旋以拖延时间,寻找机会脱身,想办法通知亲友、报警或向他人呼救,尽最大的努力保护好自己。

6.强奸发生后的处理

强奸发生后也需要尽力保持清醒,向值得信赖的人倾诉和求助,及时报案,配合警方查清案件,缉拿真凶,去医院进行相关检查、采样、取证和处理、治疗,并寻求专业人士(如心理咨询师、心理治疗师和一些社会工作者)的帮助,定期对身体进行复查等。

【本章小结】

性的定义：以特定的生理反应周期（唤起、持续、高潮和消退）作为最终表现的一种生命现象。

性文化的内涵：各民族性爱生活的态度、规则、知识和艺术的总和。

性道德概念：主要指调节两性关系及性生活的行为准则和规范的总和。

性伦理概念：研究人类性道德现象及其本质和规律的理论科学，又是研究各类性社会学关系，概括总结代表一定社会、一定阶级利益的性道德原则和规范，用以指导人们的性意识、性活动的实践。

违规性行为：违反社会规范的性行为，在当前的社会环境和社会文化背景下，不被大多数人接受的性行为，具有违规性、相对性、非社会主流性的特点。

违法性行为：指包括性犯罪在内的一切违反性法律规范的行为。

性暴力：指未经过对方认可而实施的性行为，无论双方是何种关系，在何种情况下，只要其中一方通过强迫手段使另一方与其发生任何形式的性行为。

【思考题】

1.性在人类社会当中的表现形式有哪些？

2.如果在性社会学的研究中不贯彻伦理准则，最可能发生什么样的情况？

3.作为当代大学生如何避免违规和违法的性行为？

4.发生性骚扰后我们应该怎样处理？

CHAPTER 5

第五章

性与健康
生育

【本章要点】

受精的过程；受精卵着床的过程；妊娠过程胎儿及母体的变化；避孕方式；优生影响因素。

【学习目标】

了解受孕过程、妊娠期母体及胎儿的生理变化，掌握早孕征象及产检对优生优育的重要作用；掌握分娩的过程；了解不孕不育相关疾病。

第一节
生命肇始、妊娠与分娩

一、受孕

精子与卵子的结合受孕，是一个新生命的起源点。卵细胞与精细胞各自承载了50%的染色体基因，对于形成胚胎的贡献也各不相同。

受精多发生于排卵后12 h内，女性卵子排出后游走进入输卵管，在输卵管壶腹部与精子相遇，此时一群精子围绕着卵子。精子为进入卵子而各自努力开辟狭窄的通道，这个通道仅能容纳一个精子通过，完成一次单卵受精。受精卵形成标志新生命诞生，整个过程约需要24 h。由此可见，受精过程的完成须具备几条必要条件：①育龄期女性排出成熟的卵子；②男性精液正常且具备授精能力；③卵子与精子在输卵管有效结合。

受精卵在输卵管中不断进行细胞分裂，并同时通过输卵管蠕动和上皮纤维推动向宫腔方向游走，3~4天后到达宫腔内，受精卵在宫腔中继续分裂，1~3天后完成孵育过程，植入子宫内膜，完成着床过程。

（一）精子的运行

男性射精后，精子进入女性输卵管与宫腔内时，经历运行和获能以获得受精能力。获能，即精子获得受精能力的过程。

正常男性一次射精约有200个精子到达输卵管壶腹部，这个过程需要精子与女性生殖道的协同合作才能使精子迅速地到达受精的部位，影响这一运行过程的主要因素有三点：

1.宫颈黏液

宫颈黏液即女性子宫颈黏膜分泌的液体，它随着女性生理周期性激素的调控而变化。月经来潮后，雌激素水平下降，使得宫颈管分泌黏液量减少。随后雌激素水平呈上升趋势，黏液分泌量不断增加，正常女性至排卵期时宫颈黏液会变得非常稀薄、透明、易拉丝，有利于精子的顺利运行。排卵后，孕激素水平呈上升趋势，使得黏液分泌量减少，黏液逐渐变黏稠浑浊，易断裂，此时为胚胎的发育及着床提供了一个无菌又安全的环境。

2.精子的运动

精子的运动能力即精子活力，精子运动能力是精子向前运动最基本的能力。附属性腺或附睾炎症、精索静脉曲张等疾病会影响精子活力。

3.女性生殖道的运动

有研究报道，在射精后5 min，就能在输卵管壶腹部发现活动的精子。有学者认为，这与精液内的前列腺素促进女性生殖道的蠕动以加速精子的前向运动有关。

（二）卵子的迁徙

卵子的迁徙即卵泡的成熟和排出过程。

1.卵泡的发育成熟过程

女性进入青春期后，卵泡的发育成熟依赖于激素的刺激。生育期女性每月发育一批卵泡，3~20个不等，但最终仅1~2枚卵泡可发育为优势卵泡并完全成熟，直至排出卵子。这一过程称为卵巢周期中卵泡的发育与成熟。

2.排卵

卵母细胞及包绕它的卵丘颗粒细胞一起被排出的过程称为排卵。

排卵发生的前提条件包括以下几条。①形成优势卵泡和成熟卵子：正常女性在月经周期的5~10天受激素的影响完成优势卵泡的选择，仅1~2枚卵泡发育为优势卵泡；

②正常的性激素水平：排卵前垂体释放激素，受激素影响，卵母细胞从排卵孔释出，完成排卵过程。

正常月经周期的女性排卵多发生于下次月经来潮前14天左右。

（三）受精

1.精子穿透

在男性未射出精子时，精子在附睾内已具备了受精的能力。

2.精子获能

男性射出精子后，精子进入女性阴道内，当精子穿过宫颈进入子宫腔与输卵管时，大量的去能因子被阻挡，使精子具有受精能力，即精子获能。精子获能是受精前必须经历的一个复杂的阶段，先在子宫内，随后在输卵管内。

3.精子穿透

获能后的精子溶解包绕着卵母细胞的周围结构，使得精子能穿透这些结构与卵子融合。一旦精子穿过这些结构，卵子细胞释放酶阻止其他精子进入卵细胞，阻止多精受精。

4.精卵识别

精子表面的结合素能与卵细胞膜上特异的受体结合，以达到识别的目的，其结合机制具备特异性。

5.精卵融合

精卵融合的起始是精子与卵细胞之间的黏附。其后，卵子迅速完成第二次减数分裂，与此同时卵细胞与精子进行了结合、修饰和分解等。精原核与卵原核的形成标志受精过程的结束，精原核中为精源染色质，卵原核中为卵源染色质，染色质之间相互融合，形成二倍体的受精卵。遗传物质的融合意味着受精真正的完成与新生命的开始，整个受精过程约需24小时。

二、妊娠

妊娠即胚胎和胎儿在母体内发育成长的过程。成熟卵受精是妊娠的开始，胎儿及其附属物从母体排出是妊娠的终止。临床医学中将妊娠期从末次月经第1日算起，约280日（40周）。并将妊娠期分为3个阶段。①早期妊娠：妊娠13周末以前；②中期妊娠：妊娠第14至27周末；③晚期妊娠：妊娠第28周及其后。

（一）着床

受精后30 h,受精卵向子宫方向缓慢游动。受精后第4日,分裂后的受精卵进入子宫腔后,早期胚泡形成。受精后11~12日,晚期胚泡形成并植入子宫内膜,这一过程称为受精卵着床。着床后,胚泡细胞从母体血液中获得生长所需的营养,并逐渐分化成为胚胎与胎盘组织。

（二）胚胎及胎儿发育

妊娠第10周（受精后8周）内的胚体称为胚胎,妊娠第11周（受精后9周）起直至分娩称为胎儿。

（三）妊娠期母体生理变化

妊娠是上天赋予女性特有的能力,是正常的生理过程。为了适应并满足胎儿生长发育的需要,并为分娩做好充分的准备,母体在妊娠期间各器官会发生一系列的改变。分娩后胎盘排出,胎盘所分泌的激素急剧下降并逐渐消失,由此妊娠带来的相应的改变都将在产后6周恢复至未孕水平。

1.生殖系统的变化

（1）子宫。妊娠期间子宫体明显增大变软,例如宫腔容积,由非孕时的5 mL增至足月妊娠时的5 000 mL或更多。

（2）子宫内膜。妊娠后,在孕酮的作用下子宫内膜纤体增大变弯。

（3）子宫峡部。非孕时长约1 cm,妊娠后逐步伸展、拉长、变薄,扩展为子宫腔的一部分。临产时其长度可达7～10 cm,成为产道的一部分,称为子宫下段。

（4）宫颈。妊娠早期宫颈外观肥大肿胀,呈紫蓝色,质地较柔软,腺体分泌增多,形成黏稠的黏液栓,有效防止细菌入侵子宫腔。

（5）阴道。妊娠早期阴道黏膜充血增厚、皱襞增多,外观呈紫蓝色,结缔组织变松软,伸展性增加。阴道分泌物增多,呈白色糊状,pH值降低,有利于防止感染。

（6）外阴。妊娠期间,大小阴唇色素沉着,大阴唇内血管增多及结缔组织变松软,故伸展性增加,有利于胎儿娩出。

（7）卵巢。妊娠期卵巢停止排卵,略增大,形成妊娠黄体,分泌雌激素及孕激素,以维持妊娠。于妊娠10周后由胎盘取代,黄体开始萎缩。

2. 乳房的变化

由于受到垂体激素的影响，乳房乳腺管和腺泡增生、脂肪沉积、增大。孕妇自觉乳房发胀或有触痛，乳头增大变黑。乳晕变黑，乳晕上的皮脂腺肥大形成散在的结节状小隆起，称蒙氏结节。妊娠末期，尤其在接近分娩期挤压乳房，可有数滴稀薄黄色液体溢出，称为初乳。

3. 循环系统的变化

妊娠期间，子宫逐渐增大推横膈上移，使心脏向上，向左并向前移位。而妊娠期循环系统最重要的改变即心排血量（即心率与每搏输出量的乘积）的增加，这对维持胎儿生长发育起到积极的影响。

孕早期至孕中期，孕妇血压偏低，直至孕晚期血压轻度升高。且孕妇体位会影响血压，易发生妊娠仰卧位低血压综合征，同时也易发生下肢、外阴静脉曲张和痔。

4. 血液系统的改变

孕妇血容量于妊娠 6~8 周开始增加，至妊娠 32~34 周达高峰，较孕前约增加 30%~45%，并维持此水平至分娩。其中血浆增加多于红细胞增加，所以血液相对稀释，易出现妊娠生理性贫血，应适当补充铁剂以维持自身及胎儿的需要。妊娠期血液处于高凝状态，对预防产后出血有利。

5. 呼吸系统的改变

妊娠早期孕妇的胸廓即发生改变，有过度通气现象，有利于提供孕妇和胎儿所需的氧气，但肺活量无明显改变。呼吸道黏膜充血、水肿，易发生上呼吸道感染。若妊娠后期感平卧呼吸困难，可垫高头部缓解症状。

6. 泌尿系统的改变

妊娠期肾脏略增大，肾功能变化较大，仰卧位时尿量增加，所以孕妇夜尿量多于日尿量，起夜次数频繁。孕早期膀胱受到增大子宫体的影响，容量减少，排尿次数增多。至孕晚期，子宫体位置上移，膀胱位置也上升，可出现尿液流通不畅，并加重输尿管的扩张。胎头入盆后更易出现尿频及尿失禁。

7. 消化系统的改变

妊娠早期，部分孕妇会出现不同程度的早孕反应，一般于妊娠 12 周左右症状消失。增大的子宫使胃及肠道位置向上及两侧移动，加之受孕激素的影响，胃酸分泌减少，蠕动减弱，胃排空时间延长，可出现饱腹感、胃烧灼感。

8.皮肤的改变

妊娠期孕妇乳头、乳晕,腹白线、外阴及腋窝等处色素沉着。随着妊娠子宫逐渐增大,孕妇腹部及臀部等处皮肤弹力纤维因过度扩张而断裂,出现紫色或淡红色不规则平行的裂纹,称妊娠纹。产后变为银白色。

9.其他改变

体重:妊娠早期体重增加不明显,可有部分孕妇因早孕反应体重轻微下降。至妊娠足月时,体重平均增加12.5 kg。

基础代谢率:母体基础代谢率从孕中期开始逐渐升高,目的是为了满足母体和胎儿的生长发育需要。

矿物质代谢:胎儿生长发育需要大量的钙、磷、铁等元素。故至少应于妊娠后3个月补充维生素及钙,以满足母体及胎儿的需求。

(四)早孕征象及预产期的推算

1.早孕征象

平素月经周期规律、有性生活史的育龄期的健康女性,一旦月经推迟7~10日以上,就应考虑是否妊娠。约有半数的女性表示在停经6周后开始出现嗜睡、易疲乏、无食欲、恐油腻食物、恶心、晨起呕吐等症状,称早孕反应,在孕12周后开始减轻并逐渐消失,其程度因人而异。同时伴随尿频,起夜次数明显增多。

早孕时,在雌激素及孕激素的作用下,乳房增大,可有肿痛、刺痛感,与经期前乳房胀痛类似,乳头、乳晕颜色稍加深。

一旦出现以上情况,女性应提高警惕,检测是否妊娠,最常见的检测早孕的方法有早孕试纸检查、B超检查、血人绒毛膜促性腺激素(HCG)检测。

2.预产期的推算

目前采用末次月经日期推算预产期,从末次月经第1日算起,月份减3或加9,日期数加7(农历加14)。若孕妇记不清末次月经日期,或哺乳期未来潮即妊娠者,则应根据早孕反应、超声等辅助检查估计实际分娩日期。

(五)妊娠期注意事项

对于孕妇和胎儿而言,从受孕到分娩都不是一件容易的事,在母儿共同经历的十个月中,孕妇及家人需付出更多的关爱共同呵护宫内的宝宝,不仅是为了胎儿的平安出生也是为了孕妇自身的身体健康。妊娠期孕妇的身心都将发生巨大的改变,作为孕妇也必须正视这些细节变化,承担起照顾宝宝和自己的重任。

1.孕期药物的使用对胎儿的影响

妊娠期间,部分药物可通过胎盘屏障直接对胎儿产生影响,也可通过影响孕妇的内分泌及代谢等间接对胎儿产生影响。胚胎在早期的分化和发育过程中最易受到药物毒性的影响,导致胎儿畸形甚至死亡。药物大致从以下四个阶段对胚胎及胎儿产生影响。

(1)妊娠前期,即卵子发育成熟至受精阶段。这一阶段内,药物的影响较小,一般不会影响胚胎的正常生长,但需排除一些半衰期长的药物,谨慎用药。

(2)受精第1日至第14日,即受精卵发育至胚胎阶段。药物毒性会影响胚胎正常分化发育,甚至胚胎的死亡。

(3)受精第15日至妊娠3个月内。临床中典型的致畸期,其间,由于胚胎迅速分化形成各种器官、躯干四肢,所以极易受到药物的影响,一旦胚胎的分化发育受到药物毒性的影响,就可能导致畸形甚至流产。孕妇应避免自行服用药物,应在医师的指导下用药,以避免悲剧的发生。

(4)妊娠3个月至分娩。在这一阶段,由于胎儿各个器官基本分化完成,药物致畸作用概率大大下降,但某些药物仍可影响胎儿的正常发育。

2.定期进行围产保健

围产保健又称产检,能帮助医师及时了解孕妇身体情况及胎儿的生长发育情况,确保母亲和胎儿的健康和安全,做到优生优育。在确认妊娠后,整个孕期至少要在孕12周开始,每4周做一次产检,一直做到孕32周(共6次),然后在孕34周、孕36周、孕37周和孕38~42周再分别做产检,一共做10次产检。

三、分娩

妊娠满28周及以后的胎儿及其附属物,从临产开始至全部从母体排出的过程称分娩。妊娠满28周至不满37足周期间分娩称为早产;妊娠满37周至不满42足周期间分娩称为足月产;妊娠满42周及其后分娩称为过期产。

(一)临产的信号

一旦胎儿及胎盘在母体内发育成熟并且发生相应的功能改变时,表明分娩即将启动。但分娩的过程并不是一蹴而就,而是循序渐进的。在分娩发动前,往往有一些信号预示着即将分娩的临产症状,例如胎儿下降感、不规律的宫缩以及俗称见红的阴道少量流血,这些症状称为先兆临产。

(二)分娩的过程

从规律宫缩开始直至胎儿及胎盘全部排出母体,这个过程称为分娩总产程。

(三)决定分娩的因素

在决定分娩方式前,医师会根据产妇各项指标判断是否适合顺产方式进行生产。临床上将决定分娩的因素分为三点:产力、产道及胎儿。

(1)产力,即将胎儿及其附属组织从子宫内逼出的力量,包括前面提到的子宫收缩力(简称宫缩),腹肌及膈肌收缩力与肛提肌收缩力。

(2)产道,指胎儿娩出的通道,分为软产道和骨产道。

(3)胎儿,对分娩的影响取决于胎儿的大小、胎位及胎儿有无畸形。

除了以上三种客观因素外,仍有一些主观因素影响正常的分娩,如产妇的精神心理因素。分娩出现焦虑症的产妇,通常在分娩时易出现子宫收缩乏力,影响产程的进展。

第二节

避孕与不孕

一、避孕与节育

（一）避孕的概念及意义

避孕是指采用药物、器具或自然避孕法达到避免怀孕的目的。从古至今，人类一直在探索行之有效的避孕方法。据史料记载，西方中世纪宫廷用羊肠来避孕，异曲同工的是，中国古代也有用鱼鳔来避孕的记载。现代文明的发展，给我们可选择的避孕方法越来越多，也更加安全有效。

随着社会经济和文明各方面的发展和进步，青少年身体发育年龄越来越早，而结婚年龄越来越晚，婚前性行为的发生率自然大大增加。这本是无可厚非的，但如果没有掌握正确的避孕方法，则会带来很严重的后果。对于已婚人士其实也是一样，只要在没有怀孕计划的时期都应该采取正确的避孕措施，防止因意外怀孕而带来的困扰。对于青少年而言，由于性教育缺乏及传统观念的束缚，在面对性行为时经常不知所措，又羞于向人谈起，常常抱着侥幸心理发生无保护性行为后意外怀孕，酿成不可预知的悲剧，所以青少年掌握正确的避孕方法尤为重要。多因素分析显示，青春期少女缺乏受孕和紧急避孕相关知识，不能正确或规范使用避孕方法。因此，为保障青春期少女生殖健康，防止非意愿妊娠，减少青春期妊娠的对策之一就是进行正确的避孕教育，选择恰当的避孕方法。

（二）避孕的方法

避孕的方法有很多，要选择适合自己且安全、有效、可逆、不影响身体健康的方法，下面一一介绍。

1. 工具避孕法

（1）宫外工具避孕：阴茎套、女用避孕套及阴道杀精剂。

阴茎套，也称男用避孕套，平时最常见，是一种男用避孕工具，多由乳胶或其他材料制成。可以说与古代的羊肠、鱼鳔原理相同，但材质和制作工艺大大进步，安全性与舒适性也不可同日而语。避孕原理是阻挡精液进入阴道，从而起到避孕的效果。若是正确使用还能在一定程度上防止性传播疾病的传播，无严重副作用，而且便于携带，使用方便，安全性高，易于购买。当然，如果使用方法不正确或尺寸不合适，可能造成使用过程中阴茎滑出或安全套破裂。

那么，阴茎套究竟如何使用呢？①使用前检查包装是否完好，是否在有效期内；②在阴茎勃起后将阴茎套沿锯齿缘撕开，撕开过程注意避免撕破阴茎套，撕开后首先用手指捏住安全套前端，把空气挤出，再套在勃起的阴茎上，尽量套至阴茎根部；③射精后，趁阴茎仍然勃起时，紧握着阴茎套边缘把阴茎从阴道内完全抽出，防止精液流出；④抽出后检查阴茎套是否完好，有无破裂情况；⑤若是使用过程中阴茎套不慎滑出或破裂，请尽快采取紧急避孕措施。

使用注意事项：①不只是插入前，凡是与生殖器直接接触均须使用阴茎套，因为男性在射精前也会有极少部分精子随着分泌物排出，即使只是"蹭蹭不进去"也会有一定的意外怀孕的概率；②注意选择尺寸合适的阴茎套，防止滑脱或破裂；③对橡胶过敏的人士首选用非乳胶阴茎套；④油性产品易破坏乳胶阴茎套，使用油性润滑剂时需使用聚氨酯阴茎套；⑤肛交使用阴茎套时建议另外使用润滑剂。

阴道套，又称女用避孕套，是由聚氨酯或乳胶制成的柔软、宽松袋状物，长 15~17 cm，避孕原理同阴茎套相同，若是正确使用，一样十分有效。使用时将内环紧贴阴道壁置入阴道末端，外环始终处于阴道口外部。性交过程中，引导阴茎由外环进入安全套。性交结束后取出时应捏紧安全套，慢慢旋转外环并缓缓地拉出，取出时注意避免精液外溢。与阴茎套相比，阴道套可在性行为发生前随时放入，可与油性产品同时使用，但是在使用时需确保男性阴茎进入安全套内，防止安全套被挤入阴道。另外，相对男性安全套，阴道套购买渠道有限。

阴道杀精剂，是具有抑制精子活性作用的一类化学避孕制剂，可通过影响精子的移动而阻止精子与卵子的结合而起到避孕效果。性交前放入女性阴道深处，待其溶解后即可性交。如果与阴道套、子宫帽或阴茎套一同使用，避孕效果会有显著提升。

（2）宫内工具避孕。

宫内工具避孕常用的是宫内节育器。宫内节育器是一种放置在宫腔内通过局部组织对异物的反应，形成局部无菌性炎症环境而达到避孕效果，具有安全、有效、经济、简便、可逆的特点，是广大妇女易于接受的节育器具。

优点：一旦置入体内立刻生效；按型号不同，可在体内放置5~10年，可以随时被取出；宫内节育器有效期间无须担心避孕问题；宫内节育器取出后不影响怀孕；可用于紧急避孕；避孕效果好，安全性较高。

缺点：不适用于患有性传播疾病的女性；可导致月经量增加，时间延长，痛经严重；节育器置入体内后20天内有感染的可能性；置入体内的过程可能引起不适。

（3）常见不良反应及处置如下。

阴道流血：多发生在放置宫内节育器后3个月，主要表现为经量过多、经期延长和月经周期中期点滴出血。一旦发生，应及时就医处置。

腰腹部酸胀感：当宫内节育器与宫腔大小形态不符时，可引起子宫频繁收缩而引起腰腹酸胀感。轻者无须处理，重者应考虑更换合适的节育器。

节育器嵌顿或断裂：当宫内节育器型号不合适时容易损伤子宫壁而发生嵌顿，放置时间过长或绝经后取出过晚，也可能由于子宫的萎缩而发生嵌顿，因此应选择合适类型、大小和优质的宫内节育器，并定期随访。一旦发生，需尽早取出。围绝经期妇女应在绝经一年之内取出。

带器妊娠：简单地说，带器妊娠即在放置了宫内节育器仍然意外怀孕的情况，多见于宫内节育器嵌顿、异位或子宫发育异常者，带器妊娠者易发生流产，也有妊娠至足月分娩者。一旦发生，可行人工流产终止妊娠。

节育器脱落：宫内节育器脱落易发生在放置后一年，尤其是最初3个月，常发生在月经期，与经血一起排出，不易被察觉。

3.药物避孕法

口服避孕药最早于20世纪50年代出现，标志着避孕技术向前迈出了重要的一步。避孕药通过抑制排卵或对生殖器官的直接作用，如改变宫颈黏液的理化性质使精子无法穿过，或使子宫内膜发生一系列形态和功能的变化，干扰孕卵着床，以达到避孕的目的。根据不同的需求，产生了不同种类的避孕药，常见的有以下几种。

（1）短效口服避孕药。由少量的雌激素和孕激素配伍而成，避孕有效率达到99%以上。除此之外，对卵巢癌，子宫内膜癌有一定的预防作用，副作用小，可长期应用。一般要在两次月经间期连服21天，不能间断，对于不同类型的药物具体的服用方法可能会有一些差异。

（2）长效口服避孕药。以长效雌激素类和孕激素类药物配制成的复方制剂，药物进入人体后就储存在脂肪中，缓慢地释放出来，抑制排卵。在月经周期第五天服用一片，最初两次间隔20天，以后每隔28~30天服一片。适用于不能放置宫内节育器，又不愿意采取其他方式避孕的妇女。

（3）紧急避孕药。紧急避孕药为大量孕激素或雌孕激复合制剂，在无保护性生活后3日（72小时）内服用。服用方式分为两步：房事后服用一片，12 h后再服用一片，才能够起到避孕效果，越早服用越好。

值得注意的是，紧急避孕药仅对上一次无保护性生活有效。服用紧急避孕药后，在下次性生活时，仍要做好必需的防范措施。除此之外，紧急避孕法避孕有效率明显低于常规避孕方法，相对而言，有规律地服用短效避孕药、使用安全套、放节育环等避孕措施，都比吃紧急避孕药效果好。在一个月内，服用紧急避孕药不能超过一次。因为紧急避孕药激素剂量大，副作用亦大，不宜作为常规避孕手段。

（4）避孕针剂。皮下注射含有孕激素的注射剂，可阻止排卵，阻止精子与卵子接触，或使受精卵不适于着床，避孕效力大于99%。避孕有效时间长达8周到12周，哺乳期间也可以使用。在注射有效期间无须担心避孕问题，安全性较高。不良反应：可能导致月经停止，无规则或持续时间变长；可能导致月经或生育恢复延迟；某些女性会出现增重现象。

4.其他方法

（1）阴道避孕环。将含有激素的塑料环置于阴道内，可同时释放孕激素和雌激素。按照相关说明使用，避孕效力超过99%。除了避孕作用外，还可使月经变得规律，月经量减少，并可改善或缓解痛经。此外，放置和取出操作简单，安全性高。阴道环每月至少使用3周；一些药物会影响阴道环有效性；最初几周可能出现突破性出血或点滴出血。

（2）皮下埋植避孕。常用的有左炔诺孕酮胶囊棒Ⅰ型和Ⅱ型。于月经周期第7天在上臂内侧作扇形皮下植入胶囊棒，向血液中缓慢且恒定释放孕酮，以达到避孕的目的，放置24 h后发挥作用，时效约5年，有效率达99.6%。这种方法使用方便，不含雌激素，且恢复生育功能快，主要副作用是会出现不规则流血或点滴出血，少数可出现闭经，但一般3~6个月后可逐渐减轻或消失。

（3）子宫隔膜/子宫帽（配合杀精剂）。将乳胶或硅树脂子宫帽放入阴道或覆盖住子宫颈，并配合杀精剂一起使用。阻止精子进入子宫的同时杀精剂可以灭活精子，从而避免受精。避孕效力为92%~96%。仅在需要发生性行为时使用，在发生性行为前放入。杀精剂敏感人群不宜使用。注意选择适当尺寸，性行为后6小时内不可取出。

（4）安全期避孕。通过计算排卵期以避免性行为的方式避孕。计算方法：生理周期稳定时（按照28天计算），预期在下次月经的前14日排卵，排卵期的前5天至后4天为危险期，应避免发生性行为。这种自然避孕的方法由于难以掌控排卵周期，有很高的失败率。女性排卵的时间，受外界环境、气候、本人的情绪，以及健康状态等因素影响，可出现排卵推迟或提前或额外排卵，而且需有效地学习了解3~6个完整月经周期，需每日记录，所以此方法不推荐使用。

（5）禁欲法。毋庸置疑，禁欲法是唯一能达到100%避孕效果的方式。

（三）避孕失败后的处理方法

最常见的原因是安全套破裂或脱落在阴道内，一旦发生，尽早口服紧急避孕药。若是发生意外妊娠，则根据个人生育意愿尽早处理。

（四）避孕的常见误区

1.哺乳期不需要避孕

由于哺乳期女性在月经来潮之前也有排卵的可能，所以哺乳期也需要采取避孕措施，推荐安全套避孕或宫内节育器避孕，不推荐药物避孕，以免影响婴儿。

2.安全期可以不采取避孕措施

安全期不安全！前文已经说过了，即使是安全期也必须严格采取避孕措施，切勿存侥幸心理。

3.绝经后不需要继续避孕

围绝经期可能还会有不规则排卵，因此在绝经一年之内仍然要采取避孕措施，由于此时内分泌相对紊乱，建议采用工具避孕法。

二、不孕与不育

（一）不孕不育概述

不孕不育是一个全球范围育龄期夫妇的问题。随着现代医疗的进展，生殖健康问题越来越受到重视，无论是预防还是治疗不孕不育症都是全球性的热点问题。一个地区的不孕症问题可以反映这一地区的家庭幸福水平、生活质量高低、文明发达程度等。近几十年来，人类生育能力明显下降，依赖于辅助生殖技术的进步，可通过现代辅助生殖技术帮助不孕不育夫妇再次获得妊娠和生育子女的机会。

1. 不孕不育定义

有正常性生活的育龄期夫妇同居一年以上，且未采取任何避孕措施，而未妊娠者，可诊断为不孕症。其中从未妊娠者称为原发不孕，有过妊娠而后不孕者称为继发不孕。

2. 不孕不育的影响因素

不孕的因素分为女性因素、男性因素、不明原因性不孕及双方因素。女性因素包括输卵管因素、排卵障碍、宫颈与子宫因素、外阴与阴道因素以及免疫因素等；男性因素包括生殖器官畸形、内分泌异常、性功能障碍、感染因素、理化因素及环境污染、药物手术史等。

（二）女性不孕症相关疾病

1. 输卵管性疾病

经研究发现，初次性生活年龄的提前往往因为男女双方缺乏对性知识的了解，导致人工流产的概率增加，潜在的生殖道感染及性传播疾病的概率也随之增加。患病后男女双方未引起重视或羞于就医，导致了病情的加深发展。女性盆腔炎性疾病可能导致盆腔粘连、输卵管扭曲梗阻或蠕动功能受损等继而引起输卵管性不孕。这是不孕因素中最为常见的原因，占25%~35%。

输卵管在受孕环节中起重要作用，承载着运输精子、卵子及受精卵的重任，一旦输卵管发生病变，影响了输卵管的通畅程度和正常的生理功能，均可能导致不孕。

2. 子宫内膜异位症

具有生长功能的子宫内膜组织在宫腔被覆黏膜以外的部位出现时称为子宫内膜异位症，以痛经、慢性盆腔痛及不孕为主要临床表现，是激素依赖性疾病。女性患者绝经后或切除双侧卵巢组织后异位的内膜组织可逐渐萎缩吸收，可阻止疾病的发展。

在不孕患者中，30%~58%的患者合并有子宫内膜异位症，而在子宫内膜异位症患者中，不孕的发病率为25%~67%。

3. 排卵障碍

女性不孕的主要原因之一，占25%~30%。患者除表现为不孕之外，可有月经失调及闭经等临床症状，甚至引起激素代谢紊乱加剧，增加子宫内膜癌的概率。所以女性月经失调应及时就诊，以免错过最佳治疗时期。

4. 多囊卵巢综合征

多囊卵巢综合征指患者于青春期开始发病，以雄激素生成过多、月经紊乱、持续性排卵障碍、高雄激素导致的多毛和肥胖以及不孕为临床特征的综合症候群,是引起女性最常见的内分泌紊乱疾病之一。

5.复发性流产

复发性流产又称习惯性流产,指连续两次及以上流产者,发生率为5%。

6.免疫性不孕

免疫性不孕指患者因免疫功能紊乱导致其生育能力暂时性降低,导致暂时性不孕。不孕的状态取决于患者免疫力与生育力之间的相互拮抗作用,若免疫力强于生育力,则导致不孕;若生育力强于免疫力则患者能正常受孕。免疫因素常常与其他不孕因素共存构成患者多重因素性不孕。

(三)男性不育症相关疾病

1.精液不液化症

正常精液在精囊内分泌的凝固酶作用下,呈黏稠的胶冻状。精液被射出5~15 min后在酶的作用下由黏稠变得稀薄,这个过程称为液化。精液不液化指的是在射精后1 h精液仍不能完全液化或刚开始液化,占男性不育症的2.5%~42.65%。

2.少精子症

少精子症指精液中的精子数量低于正常生育能力男性的疾病。

3.无精子症

无精子症指在排除不射精或逆行射精的情况下,多次精液常规检查中均未发现精子存在,将精液离心3次镜检后仍无法观察到精子存在。无精子症可又分为梗阻性无精子症和非梗阻性无精子症。

4.畸形精子症

畸形精子症指精液常规检查中精子正常形态百分比低于15%。

5.弱精子症

弱精子症即精子活力低下。

第三节

优生

一、优生的概念及意义

计划优育是我们的基本国策,"优生优育"是其中的重要内容。优生优育,即"生优良孩子"或"孕育健康孩子"。

生育健康聪明的后代是一个家庭的幸福基础,也是一个国家、民族能够兴旺发达的重要基础。这不仅对一个家庭十分重要,对人类社会的发展也极为重要。若生出许多患有先天疾病或缺陷的孩子,不仅影响生产力,而且会给家庭和社会带来极大负担。因而优生对家庭幸福、社会安定发展都有着极为重要的意义。

二、优生学的基本内容

(一)优生学的分类

我国学者阮芳赋从历史的发展和国内的具体情况出发,提出优生学的学科体系应当包括四个方面,即基础优生学、社会优生学、临床优生学和环境优生学。优生的工作也主要从这四个领域采取措施。

1.基础优生学

基础优生学主要是从生物科学和基础医学方面对优生课题的研究,研究导致出生缺陷的有害因素、作用原理以及如何防止有害因素的干扰。

2.社会优生学

社会优生学主要是从社会科学和社会运动方面对优生课题进行的研究,旨在推动优生立法、贯彻优生政策、展开优生宣传教育，使优生工作群众化、社会化，从而达到提高人口素质，实现民族优生的社会目标。我国目前十分迫切需要研究的课题是结合我国的实际情况制定有中国特色的优生法规，同时结合时代的发展拓宽优生教育与优生宣传的内容，开展优生教育与优生宣传的新方式，科学评价优生教育和优生宣传的效果，具有很大现实意义。

3.临床优生学

临床优生学主要是指从临床医学的角度着手于优生医疗措施的研究。应用于优生的医疗措施，较早的有绝育术（输卵管结扎术和输精管结扎术）、人工流产和中期引产术以及避孕法，新近的有遗传咨询、产前诊断。同时还包括婚前检查、孕前保健、孕期保健、分娩监护、围产保健、新生儿保健等日益发展的内容。

4.环境优生学

环境优生学是对环境与优生关系之间的研究。近年来，由于工农业环境污染的日趋严重和生态学、环境科学的发展，环境优生学就更有充实的新内容和很大的实际意义，如何消除污染公害，防止各种有害物质对母体、胎儿和整个人类健康的损害，是环境优生学的重要任务。

综上所述，基础优生学偏重于生物学，以揭示优生和劣生的一般规律为主；社会优生学则偏重于社会学，以改变政策、法令、舆论、道德、教育、经济等人文环境为主；临床优生学偏重于医学，以针对母体和胎儿的医疗预防技术措施为主；环境优生学则偏重于人类生态学和预防医学，以改善人类的生活环境为主。这四大方面相辅相成，不可取代，应将这四个方面协调发展，为提高我国人口素质做出更大的贡献。

（二）应用于优生的辅助生殖技术

1.精子库

精子库是用于储存精子以备用的一套设施，也是一种精液冷冻的新技术。将新鲜精液经过处理后，置入−196 ℃液氮中，可保存数月至数十年。在冷冻过程中，畸形或发育异常的精子会逐步被淘汰，用精子库中的精子进行人工授精可减少流产儿及畸形儿的发生概率。

2.人工授精

把丈夫或供精者的精子用人工的方法送入女性生殖道内，称为人工授精。当丈夫患有遗传病时，可用他人的精子与妻子的卵子结合，这样未来的孩子带有母亲和供精者的基因，可避免遗传病患儿的出生，增加健康儿童出生率。

3.试管婴儿

试管婴儿是现在比较热门的一项技术,为许多无法生育的家庭带来了福音。所谓的试管婴儿是将精子和卵子放在试管内或培养皿中,培养70个小时左右,使卵子受精并发育4~8个细胞期,再将胚胎送入母亲的子宫内着床,发育成胎儿。所用的精子、卵子,均可由别人提供,因此,夫妻一方或双方有遗传病均可由他人提供精子或卵子以减少带有不良基因的婴儿出生。目前第三代试管婴儿可以通过筛选来降低某些遗传病患儿的出生,增加健康婴儿出生率。

4.其他

有些积极优生学的措施已用于临床,有的尚处于研究阶段。根据胚胎学、遗传学、生殖内分泌及免疫学的进展,目前于国外已有用极细的空心玻璃针头注射单一精子至卵母细胞的卵黄腔周围而取得成功的妊娠,这种技术称为"带下授精",它对精子少或精子活动差的不育症最为有效。

三、影响优生的因素

(一)遗传因素

遗传是一把双刃剑,可以把有益基因传给后代,也可以把有害基因留给子孙。遗传性疾病,是指因受精卵中的遗传物质(染色体,DNA)异常或生殖细胞所携带的遗传信息异常所引起的子代的性状异常。通俗的情况是精子或卵子里携带致病基因,然后传给子女并引起发病,而且这些子女结婚后还会把病传给下一代。这种代代相传的疾病,医学上称之为遗传病。遗传性疾病有五个主要特点。

1.遗传性

患者携带的致病基因将会通过后代的繁衍而继续遗传下去,给人口素质带来不可低估的危害。例如,1792年的秋天,道尔顿正在观察一种天竺葵的花,他发现花在白天是天蓝色的,而到了晚上,花在烛光下竟然变成了红色,这种在他眼里有明显变化的颜色让他很好奇。他问了周围的人,除了他的弟弟,都说白天和晚上没有不同,都是粉红色的花。于是,他又对其他几种颜色的花在晚上和白天的颜色与别人做了对比,得到了同样的答案。这让他确信,自己和别人真的不一样。之后,道尔顿花了两年时间进行研究,成了第一个发现红绿色盲的人。为了让后人真正弄清这一问题,道尔顿立下遗嘱死后让医生解剖自己的眼睛。1995年,科学家从道尔顿的眼球中提取了DNA,确定其有红绿色盲基因。

2.家族性

19世纪英国维多利亚女王家庭就是一个著名的血友病家庭。在女王的后裔中,血友病患者屡见不鲜,并通过携带致病基因的女儿与其他皇族的联姻,将血友病传给了欧洲的一些皇族,由此出现了一系列的血友病患者和血友病基因携带者。这是一个家族的灾难性悲剧。遗传病可以家族垂直的方式按一定比例传给同一家庭的成员,既可以世代相传,也可以隔代相传,既能明显表现出来,也可以呈隐性遗传。家族性疾病多为遗传病,但家族性并不直接意味遗传性。

3.先天性

大多数遗传病患儿一来到人世,就已经是个遗传病的"老病号"了。少数遗传病患儿出生时是正常的,但发育到一定的年龄时便会出现临床症状。如先天性肌紧张,一般在青春期发病;遗传性舞蹈症则要到30~40岁时才开出现临床症状。尽管是出生后多年才发病,但祸根却是在精卵结合的瞬间就已种下。所以说遗传病都具有先天性,但先天性疾病并不全是遗传病。

4.终生性

多数遗传病都很难治愈,具有终生性的特点。目前虽然可以采用一些措施,改善某些遗传病患者的临床症状或防止其发病,如蚕豆病患者不接触蚕豆花粉,不吃蚕豆,也不服用有关药物,就可避免发病。但这并未彻底根除致病基因,仍可通过生殖将有害基因传给下一代。现有技术还无法使异常的染色体或基因恢复正常,所以,有害基因将在患者体内终生存在。

5.发病率高

由于医学的发展,由环境因素引起的传染病、感染性疾病和流行病在人群中的发病率逐渐降低,相比之下,遗传病的发病率则在逐渐升高。据统计,人群中大约1/3的人受遗传病所累,且有逐年增加的趋势。因此,遗传病不是罕见之症,而是威胁人类健康的一类重要疾病,要引起足够重视。

(二)环境因素

基因往往和环境相互作用。除了遗传因素,环境因素也对优生起着重要作用,包括生活环境、职业环境、营养、社会环境、后天感染和受孕时机等。

1. 生活环境

我们的生活环境如呼吸的空气、饮用水源、种植作物的土壤都会对我们的健康产生深远的影响。大气污染会直接或间接影响孕妇和胎儿健康，如以汽油和柴油为能源的汽车排放的尾气中的一氧化碳长期作用于人体可引起心血管系统和神经系统的损害，一氧化碳和血红蛋白结合可导致机体缺氧，损害胎儿的生长发育，使其智力低下。一些不合格的材料产生的大量挥发性有机化合物造成严重的室内污染，可损伤呼吸系统和造血系统，影响孕妇和胎儿的健康。涂料、油漆及中密度板等释放的甲醛也有较高致畸性和致癌性。水源污染如来源于工业废水和城市污水的多氯联苯进入机体后易在脂肪组织中蓄积并储存于肝脏，可穿透胎盘影响胎儿发育。土壤中的重金属、农药和微生物污染等有较强的致畸性。此外，土壤中的碘缺乏易引起地方性克汀病（又称地方性呆小病）。

2. 职业环境

在生产过程、劳动过程和生产环境中存在直接或间接危害胎儿的因素。如生产过程中存在的化学生产性毒物、生产性粉尘等，有些有很强的致畸性，孕妇应避免接触。物理辐射、噪声、震动等也会对胎儿产生不良影响。还有细菌、病毒、寄生虫，如宠物携带的弓形虫对胎儿有致畸性，孕妇应当尽量避免与宠物密切接触。

3. 营养

母亲在孕期负担着保障自身营养和胎儿营养的双重任务，充足的营养是胎儿健康发育的基础，因此孕期应当适当增加能量、蛋白质和脂类的摄入，矿物质和维生素也应适时补充。孕妇叶酸摄入不足与新生儿神经管畸形的关系近年来受到广泛关注，孕前期和孕早期补充叶酸（400 μg/天）可有效预防大多数神经管畸形的发生。孕妇营养缺乏可引起营养性贫血、胎儿宫内发育迟缓、先天畸形和低出生体重儿等，而营养过剩则易导致胎儿生长过度。现代人物质生活比起过去已经有了极大地改善了，反而更容易营养过剩。营养过剩易引起孕妇过度肥胖，胎儿过大，甚至发生妊娠期糖尿病、妊娠期高血压等，严重危害母儿健康。因此，应提倡合理饮食，合理控制妊娠期体重。

4. 社会环境

从宏观上来讲，经济、文化、制度、人口等都会影响到人口素质，既有正面影响也有负面影响。如经济发展可提供足够的食物，良好的卫生条件和医疗条件，有利于降低新生儿的死亡率和发病率，但其带来的一系列问题如污染、社会不良事件、不良行为和心理压力的增加却会影响胎儿的健康。从微观上讲，家庭功能对优生优育起着很大的作用。家庭经济状况良好、消费方式正确、医疗条件良好，可保障孕妇营养及儿童健康生长发育，有利于防止营养不良、传染病及慢性病等。家庭功能健康可促进优生优育，而优生优育又可反过来促进家庭功能的健康发展。

5.后天感染

许多病原微生物感染，特别是病毒感染，可通过胎盘屏障直接干扰胚胎的正常发育，导致先天性缺陷。已知病原微生物有风疹病毒、巨细胞病毒、疱疹病毒、流感病毒、乙肝病毒、骨髓灰质炎病毒以及弓形体、梅毒螺旋体等，它们的感染均对人体胚胎有一定的影响，从而导致先天性缺陷的发生。一般人群中重要缺陷的发生率为2%左右，可以是体表畸形，也可是内脏畸形。它们的发生可能是遗传因素（约占25%），也可能是环境因素，如接触化学物品、药物、放射性物质或各种感染（约占10%），也可能是环境与遗传的共同作用（占65%）。

6.受孕时机

要生出聪明健康的宝宝，选择良好的受孕时机也很重要。最佳的受孕时机包括以下几点。

（1）良好的身体状况。受孕应安排在双方工作或学习轻松，生理、心理都处于最佳状态的时机。新婚夫妇最好延缓到婚后3~6个月受孕。除此之外，还要考虑到生育年龄的问题，过早、过晚生育都不是最佳选择。从医学及社会学的角度来讲，女性最佳生育年龄为25~29岁，男性最佳生育年龄为25~35岁。

（2）避免接触有害物质。怀孕前应当注意戒除不良嗜好，注意工作与生活环境中要避免接触对胎儿有害的物质，如放射线、化学物质、致畸或致突变的药物等。如有接触，应与有害物质隔离一段时间后再受孕。例如，服用避孕药物者，应先停服药物，改用工具避孕半年后再怀孕。日常生活中可能会接触到的化学物质，如铝、铅、汞、尼古丁、酒精等，这些都是优生的大敌，而且是造成胎儿大脑及神经系统缺陷的祸首。从优生角度出发，孕妇应尽量避免接触到这些有害物质，如减少使用含铝药物及铝制炊具。长期与铅接触的女工，在妊娠前后一段时间，应脱离含铅环境，因为妊娠后，胃肠运动缓慢，铅吸收更完全，更容易造成铅的蓄积。避免吸烟，吸烟产生的一氧化碳和多环芳香烃对孕期胎儿最有害，烟草中的尼古丁可减少胎盘血流量，造成胎儿营养不良。吸烟母亲血液中HbCO升高，易导致胎儿宫内缺氧。酒精则更是人类优生的一大天敌，能引起多种胎儿畸形。胎儿畸形的发生率与妊娠期饮酒量呈正比关系，包括丈夫有嗜酒史，也能引起胎儿畸形。

除此以外，还应该避免接触有害物理因素，最严重而常见的物理致畸物就是电离辐射。卵巢对放射线极度敏感，妇女在非孕期长期接受放射线，即使是小量，但多次亦可使卵细胞发生染色体畸变或基因突变，可导致受精后胎儿发生畸形。放射诊断（包括X线片与CT等）、放射治疗与核医学在医学上的广泛应用使医用辐射成为人们接受人工电离辐射的主要来源。在孕期接触大量放射线可使胎儿染色体断裂、畸变,造成胎儿畸形。强烈噪声也能对胎儿产生影响。有研究发现,孕早期接触噪声的孕妇,胎儿畸形发生率明显高于不接触噪声的孕妇。因此,孕妇在职业环境中应当做好孕期防护。微波是一种非电离辐射,近20年来已广泛应用于工业、医学、通信和日常生活中,因此人们每天都在接受不同程度的微波辐射。最典型的微波辐射就是微波炉。微波对胚胎发育是一种有害因素。有研究发现,职业性接触微波的人群中,男性的子代中先天愚型发病率高,而女性妊娠后容易流产。

四、优生的措施

(一)禁止近亲结婚

人体的生殖细胞里有23对染色体,上面有许多带着各式各样遗传信息的基因。近亲结婚者,由于基因来自同一祖先,双方基因相似度很大,两个相同的致病基因结合在一起,就会发生遗传病。亲兄妹之间的致病基因相同占1/2,即假若携带两个致病基因,那么就有一个是相同的;在表兄妹之间有1/8是相同的;在远堂表兄妹之间,相同致病基因为1/32。为此,我国民法典明确规定:"直系血亲和三代以内的旁系血亲禁止结婚"。近亲结婚不但可导致各种各样的遗传病,而且其子女的死亡率也比非近亲结婚者子女死亡率高得多。所以,近亲是不宜结婚的。

(二)重视孕前检查

孕前检查内容包括男女双方的体格检查、化验检查、智能和精神状态检查以及家系调查等,检查时,特别要注意有无多发畸形和先天性异常。父母的健康是子女健康的基础,因此婚前检查也可以说是做好优生工作的第一步。通过了解本人及其家族的健康情况,特别要注意了解有无遗传病、精神病、传染病,以及性器官疾病。如果是已结婚并怀孕者,就应该去做产前诊断,发现胎儿有先天畸形者宜做流产或引产;如果以前生过有遗传病的孩子,那么,以后生这样的孩子的机会也极大,这样就应考虑不再生孩子了。性教育和优生也有密切的关系,研究和宣传性卫生知识关系到人类的健康和社会的文明,开展正确的性教育,将有助于引导青年培养正常人格和优良品质,也有助于为后代子女产生良好的作用,这无疑也有助于优生工作的开展。回避性教育,只会适得其反。

（三）做好孕前准备

孕前妇女应当进行营养准备，适当提高铁、铅、磷、锌等的储备，可食牛肉、鱼类、动物肝脏、蛋类、绿叶蔬菜以及富含矿物质的谷类、豆制品、乳制品等食品。可在医师指导下适当补充叶酸，预防新生儿神经发育畸形。育龄夫妇要禁烟酒，以免造成精子和卵子的发育异常而导致流产、早产及出生后的缺陷。夫妻双方要保持良好的精神状态，生活和谐，情绪安定而愉快。可以有意识地选择最佳受孕时机，一般来说，25~29岁是妇女生育的最佳年龄。而选择受孕时间也应做到，酒后不受孕，不在流行病期间受孕，如流感、乙肝、风疹等，因这些病毒可侵害胚胎而致畸或患病；不要在夫妇任何一方患病期间受孕；更不要在任何一方大病初愈时受孕。

（四）孕期保健

特别要注意妊娠早期和围生期保健工作。妊娠早期是指妊娠头三个月。这段时间是胚胎组织器官分化、发育的重要时期，极易受到内外环境因素、各种致畸因素的影响而造成先天畸形。为了避免出现此类情况，除了应及时做好早孕的诊断外，特别要注意避免下述四方面致畸因素的危害。

1.避免药物滥用

孕妇用药要注意尽量避免应用诸如四环素、链霉素、磺胺或激素类药物。现在认为，过多地使用孕激素（如黄体酮）保胎非但无益，有时还可导致胎儿畸形，何况有60%的早期流产是由于胎儿发育有问题所致，这些有先天异常的胎儿是保不住的，治疗无效。所以，有人提倡对于先兆流产患者除了密切观察、适当休息外，治疗上宜适可而止。

2.避免接触有害物质

如毒物（铅、砷、磷、汞等）、放射线、同位素等，前文已提到，此处不再赘述。

3.避免罹患感染性疾病

避免罹患感染性疾病，尤其是病毒性感染（如风疹、流感）。据统计：妊娠第一个月患风疹而胎儿出现先天缺陷机会高达50%，第二、三个月分别为2%和6%。

4.妊娠期间应加强营养

妊娠期间应不偏食，不挑食，保证富含维生素、蛋白质和钙、磷、铁等食物的摄入。

（五）产前检查

产前检查在优生中具有重要意义，通过对孕妇产前的全面检查，有利于全面掌握孕妇健康状况和胎儿发育情况，以便及时采取对应的处理措施。例如，患有严重疾病不能继续妊娠的孕妇建议终止妊娠，以保护孕妇人身安全。对于有染色体异常生育儿史，夫妻一方为异常染色体携带者或有先天缺陷，孕妇有多次流产、早产或畸形儿生育史，孕期有病毒感染史、不良用药史及放射线照射等高危人群应当做进一步的产前诊断，防止先天缺陷儿降生。此外，根据孕妇的身体状况，选择最佳分娩方式，确保安全。产前检查的时间安排在不同的妊娠阶段有所不同。一般来说，早期妊娠期间应至少安排一次产检，中期至少四周一次，晚期每两周一次，孕 36 周后每周一次。高危产妇应适当增加产检次数。

（六）产前诊断

产前诊断亦可称为出生前诊断或宫内诊断。产前诊断是预防性优生学（亦称负优生学）的一部分，是针对一些胎儿有先天畸形或遗传缺陷的可能时，在妊娠早期进行的子宫内诊断。这可以通过羊水、孕妇血液或仪器检查，以了解胎儿有没有遗传缺陷和先天畸形，并对一些可能生产有缺陷的婴儿的父母，建议其做选择性流产。对一些病情较轻又无法舍弃的胎儿母亲进行早期治疗，以减轻其出生后的发病程度。

【本章小结】

1.受孕分为三个过程：精子运行获能、卵子成熟并排出及精卵相遇并有效结合。妊娠开始于精卵融合受精，结束于胎儿与其附属物的排出。妊娠是赋予女性的一种特有的能力，是正常的生理过程。约有半数的女性表示在停经六周后开始出现嗜睡、易疲乏、无食欲、恐油腻食物、恶心、晨起呕吐等，诸如此类与平时不同的表现皆称为早孕反应。妊娠期间确保做到优生优育。在确认妊娠后，整个孕期至少要做十次产检。从临产开始至全部从母体排出的过程称分娩，临产的信号，即不规律宫缩、胎儿下降感以及阴道见血性分泌物。分娩共分为三个产程。

2.不孕不育的定义即指育龄期夫妇同居且性生活正常，未采取任何避孕措施，一年以上未妊娠者。不孕的因素分为女性因素、男性因素、不明原因性不孕及双方因素，女性因素包括输卵管因素、排卵障碍、宫颈与子宫因素、外阴与阴道因素以及免疫因素等；男性因素包括生殖器官畸形、内分泌异常、性功能障碍、感染因素、理化因素及环境污染、药物手术史等。

【思考题】

1.如何推算预产期？

2.常见的避孕方法包括哪些？

3.常见的不孕不育原因有哪些？

4.优生的措施包括什么？

CHAPTER 6

第六章

性卫生知
识保健

【本章要点】

男性包皮过长的处理原则及睾丸的保健；常见妇科疾病的处理原则及月经期的保健；性生活的卫生保健及常见病的处理原则。

【学习目标】

了解包皮过长和包茎的治疗原则及阴囊和睾丸的一般卫生保健治疗，尤其要了解不是所有类型的包皮过长都需要手术治疗；了解常见妇科疾病及乳腺疾病的治疗原则，掌握经期的卫生保健知识；掌握性生活的保健知识及常见的与性生活有关疾病的临床处理原则。

第一节

男性性卫生保健

我们通过学习前面的知识了解到男性的生殖器官包括阴茎、睾丸、附睾、尿道和输精管，那么我们本节学习男性性卫生保健。

一、阴茎卫生保健

包皮位于男性生殖器前，紧包住阴茎前端。包皮过长一般由遗传造成，是指包皮覆盖尿道口，但能上翻，露出尿道口和阴茎头。而包茎指包皮口狭小，不能上翻露出阴茎头。对于无炎症包皮过长，只要经常将包皮上翻清洗，可不必手术。但在这种情况下排尿时最后的几滴尿液不易排尽，往往聚集在包皮内，加上包皮、阴茎头表面存在坏死脱落的细胞及分泌的黏液物质，直肠会阴部细菌的侵入与繁殖等因素，在温暖湿润的环境下极易形成一种白膜样的物质，这种白膜样的物质就是包皮垢。若包皮垢长时间得不到彻底清洗，会对阴茎头产生刺激，可导致许多疾病，如包皮炎、阴茎头炎、包皮色素脱落形成白斑病，不及时治疗可能会导致结石、尿道口狭窄，而炎症反复发作、久治不愈则是阴茎癌的主要病因。此外，局部长期存在炎症、免疫功能降低，通过不洁性生活还更加容易染上淋病、尖锐湿疣等性传播疾病。

包皮过长和包茎不仅严重危害男人的健康，还可通过性生活给女性带来危害。包皮垢在性生活过程中进入女性的阴道内，可引起阴道炎或宫颈炎，甚至还可诱发宫颈癌。因此，男性要养成每天将包皮翻转后清洗的习惯。由于包皮过长和包茎者局部分泌物的集聚较快，一般建议每天清洗1~2次。许多男性选择在晨起和晚上睡觉前清洗，清洗时尽量将包皮上翻，用清水即可，必要时可使用温和的洗涤用品以达到彻底清洗的目的，但包茎者常常难以如愿。另外，还应该在每次进行性生活的前后各清洗一次。性生活之前清洗是为了保护女性，避免将包皮垢带进阴道而引起女性的健康问题；性生活之后清洗是为了保护男性，避免从阴道内带来的细菌等微生物在包皮内生长繁殖而诱发炎症。

既然包茎有这样严重的危害，而且在清洗过程中又十分麻烦，且经常难以清洗干净，还不如一了百了，干脆切掉它，这个建议也就成了顺理成章的事情。在处理包皮过长及包茎时，我们反对扩大化治疗，推荐的一般原则是：儿童和青少年的包皮问题，只要不影响阴茎的正常发育和排尿功能，且没有反复发生阴茎头炎、包皮炎，就不需要将其看作疾病，最好不要去割它，而采取观察等待的原则，大多数男孩子会随着青春期发育过程及阴茎的自发性勃起而自行解除包茎问题。而成年男性患有包茎则与包皮过长不一样，我们建议还是要积极接受治疗，把包茎解决掉。因为包茎患者的阴茎头被包皮紧紧束缚住，难以感受到外界的刺激，且局部清洗也往往难以彻底。此外，包茎还可能导致包皮嵌顿，带给男性很大麻烦。

处理多余包皮的方法主要是包皮的环切，常用方法包括：传统的手术切除、激光治疗、包皮去除环、包皮环切缝合器等，上述几种方法各有利弊，具体采用哪种方法，需由医生决定并征求患者的意愿。

二、阴囊及睾丸卫生保健

（一）阴囊卫生保健

男性的阴囊具有温度调节的功能，就像一台"空调"一样调节着整个生殖器官的温度，也保护着精子的健康成长。在湿热的天气里，"空调"也同样需要保养。

男性性腺需要相对适宜的低温环境才能产生精子，所以人类和其他哺乳动物一样，都有一个体外的"袋"——阴囊，为睾丸提供一个相对较低的温度。

首先阴囊皮肤对外界温度的高低很敏感,无皮下脂肪而有丰富的汗腺,有助于散热。其次,在外界温度增高时,阴囊皮肤松弛,增大散热面积,有利于局部散热。此外精索中的动脉缠绕在成束并行的静脉丛上,形成了一个逆流交换系统,静脉血不断把来自腹腔内的动脉血的热量带走。

精子最理想的生成和存活温度比正常体温(37 ℃)低 1～2 ℃。睾丸温度上升至 38 ℃就不再生成精子;成熟精子温度上升至 40 ℃,其中的蛋白质就会凝固坏死,像一个生鸡蛋被煮熟了。

虽然阴囊本身具有散热的功能,但是当阴囊长时间受到挤压或周围温度过高时,它就不能让睾丸和精子保持在适宜的温度,所以养成良好的生活习惯对疾病的预防和治疗起着至关重要的作用。首先,应尽量避免在高温环境中停留过长时间,把笔记本电脑放在膝盖上使用、长时间骑车或驾车、久坐等,这会导致阴囊温度升高,所以应尽量避免。其次,应该保持局部干燥凉爽,尽量不要穿化纤的内裤和紧身牛仔裤,内裤宜宽松舒适、透气,最好穿纯棉制品,注意及时换洗尤其是在运动后。

若患有阴囊湿疹,平常洗澡的时候一定要清洗夹缝,不过应避免用肥皂清洗患部。阴囊湿疹治疗期间勿过度搔抓和烫洗,尤其是勿用肥皂水烫洗。瘙痒时及时喷涂具有杀菌杀虫、祛风、利湿、止痒的中药制剂,从根本上治疗湿疹。饮食上,提倡膳食平衡,少食辛辣的食物,多食新鲜的蔬菜和水果。

(二)睾丸卫生保健

睾丸在胚胎发生时原在脊柱的两侧,膈肌下后腹壁处。随着胎儿发育,逐渐下降,约在胚胎第 7~9 月内降入阴囊;届时如果未降入阴囊,则统称为隐睾,包括下降不全和异位睾丸。隐睾多数发生在右侧,发生在双侧的占 10%~20%。隐睾对睾丸功能的影响在 5 岁以后逐渐显现,主要因精曲小管的萎缩,导致精子生长不良。青春期后,绝大多数隐睾者会发生睾丸萎缩,如果发生在双侧,则丧失生育能力,并出现男性内分泌不足(雄激素缺乏)的病理现象。单侧隐睾多有身体的局部因素,大都需要手术治疗。双侧隐睾,可先进行药物治疗,效果不满意者再考虑手术治疗。一般选择 5~6 岁施行手术(有人主张 3 岁以前),最迟不应晚于 10 岁,否则睾丸的发育障碍不能恢复,易造成男性不育。位置不正常的睾丸(异位睾丸),尤其是位于腹膜后,发生肿瘤的风险较正常的要高数十倍。由于睾丸表面有一层光滑的膜,它在阴囊里可以自由滑动,因此在剧烈运动时,不至于受到损伤。但是需要注意的是,暴力的挤压和打击还是会使睾丸受到严重损伤。

第二节
女性性卫生保健

一、外阴卫生保健

（一）常见的外阴疾病

青年女性由于雌激素作用，阴道分泌物较老年女性多，加之性活动较多，容易导致外阴疾病。常见的外阴疾病如下。

1.尖锐湿疣

尖锐湿疣是一种性传播疾病，一般与不洁性交有关，也可由直接接触传播。它由人乳头瘤病毒引起，发病时，外阴瘙痒，分泌物增加。早期外阴部的皮肤、黏膜粗糙不平，随后可摸到小结节或肿块，样子为毛刺状，或者像大小不等的菜花状、鸡冠花状的灰白色肿物，多分布在小阴唇的内侧、大小阴唇之间的唇间沟、会阴和肛门。如果发现上述情况，需立即到医院妇科就诊，醋酸白实验、细胞学检查或组织病理检查等检查手段能明确诊断。尖锐湿疣的治疗一般采用综合方法，化学药物的局部涂抹加之总体上提高机体免疫力，此外，还可以使用冰冻疗法、激光治疗、手术治疗等治疗手段，治疗后一般愈后良好，但不论采用何种方法治疗，均可能复发。因此需尽可能预防尖锐湿疣，预防措施包括不使用别人的内衣、泳装及浴盆；在公共浴池不洗盆浴，提倡淋浴，沐浴后不直接坐在浴池的坐椅上；在公共厕所尽量使用蹲式马桶；上厕所前后用肥皂洗手；最重要的是提高性道德，不发生不安全的性行为。

2.假性湿疣

假性湿疣不是性传播疾病，它是在阴唇内侧可以看到有小米粒大小的淡红色疹子，两侧对称，分布均匀。一般认为它的诱因是感染以及局部发生如阴道白带等分泌物增多、卫生情况差与局部潮湿以及炎症等。假性湿疣是一种生理性异常，通常不需要治疗。

生活中保持会阴区清洁卫生,避免摩擦等刺激,并积极治疗阴道疾病可预防假性湿疣的发生和加重,对某些较大损害可用激光术去除。

3.外阴肿瘤

女性外阴的良性肿瘤,如乳头瘤、纤维瘤等并不多见。它们是生长在大阴唇外侧的单个肿瘤。而女性外阴常见的恶性肿瘤是"外阴鳞状上皮癌",患者在外阴部能摸到硬结或肿物,常伴有疼痛或瘙痒,有的患者在外阴部位还会长有经久不愈的溃疡。所以,对于外阴瘙痒、白斑、尖锐湿疣等经一般治疗无效,尤其是还伴有小结节、溃疡或乳头状赘生物等,应警惕,尽快上医院就诊,排除外阴肿瘤的可能。外阴恶性肿瘤的治疗方法以手术治疗为主,辅以放射治疗与化学药物治疗。

4.外阴白色病变

外阴白色病变,主要症状是外阴奇痒难忍,抓破以后伴有局部疼痛;外阴皮肤增厚,颜色多为暗红色或粉红色,夹杂有界限清晰的白色斑块。如果发现有外阴白斑,应当去详细检查治疗。过去人们认为外阴白斑可以癌变,所以主张早期切除;现在,虽然医生们已经不主张早期切除,但是,还是要求病人积极治疗。治疗方式可以采取药物治疗或物理治疗,如果怀疑恶变,才需要进行手术治疗,平时需注意保持外阴清洁干燥,禁用刺激性大的药物或肥皂清洗外阴,忌穿不透气的化纤内裤,忌食辛辣和易过敏食物。对瘙痒症状明显以致失眠者,可加用镇静、安眠和抗过敏药物。

二、阴道卫生保健

女性的阴道口距肛门很近,局部潮湿,对于阴道的卫生不利。但是阴道的下端比上端狭窄,平时阴道的前后壁是互相紧贴的,使阴道口闭合。大、小阴唇亦有一定的保护作用,因而阻挡了部分病原体侵入阴道内。且阴道上皮细胞角化,使阴道黏膜得以抵抗病原体侵入。加之子宫颈内口平时也是紧闭的,子宫颈腺细胞所分泌的黏液栓,阻止病原体进入子宫腔内,据报道黏液栓的下三分之一能检查出细菌,而上三分之二则检查不出细菌。此外,子宫内膜周期性剥脱,也可以清除子宫腔内的部分污物和病原体。在雌激素的影响下,阴道上皮细胞中丰富的糖原经阴道杆菌的作用变成乳酸。因此,阴道在正常情况下呈酸性(pH值为4~5),抑制了在碱性环境下才容易繁殖的病原体,而子宫颈管的黏液呈碱性,抑制了适应于酸性环境的病原体在女性内部性器官的生长和繁殖,以上便可使女性阴道保持相对清洁和卫生。故而如不是进行内部性器官的手术,便不要进行阴道冲洗,过多地清洗阴道将会破坏阴道内和子宫颈管的正常酸碱平衡,使原来受到抑制的病原体的生长和繁殖活跃起来,这样容易引起阴道、宫颈、宫腔、输卵管等的炎症。在婴幼儿期和老年期,由于雌激素分泌量都少,上皮细胞的细胞质内糖原合成减少,乳酸生成量故而减少,阴道腔偏碱性,因此它的化学屏障的作用降低,致病菌容易繁殖,易发生阴道感染。所以,这两类人群要更注意阴部的清洁卫生。

(一)常见的阴道疾病

1.阴道炎

阴道炎即阴道炎症,是导致外阴阴道症状如瘙痒、灼痛、刺激和异常流液的一组病症。一般情况下,健康妇女阴道由于解剖组织的特点对病原体的侵入有自然防御功能。如阴道口的闭合、阴道前后壁紧贴、阴道上皮细胞在雌激素的影响下的增生和表层细胞角化、阴道酸碱度保持平衡等,当阴道的自然防御功能受到破坏时,病原体易于侵入,导致阴道炎症。

正常情况下有需氧菌及厌氧菌寄居在阴道内,形成正常的阴道菌群。任何原因将阴道与菌群之间的生态平衡打破,也可形成机会致病菌从而诱发阴道炎。临床上常见的阴道炎包括细菌性阴道病(占有症状女性的22%~50%)、念珠菌性阴道炎(17%~39%)、滴虫性阴道炎(4%~35%)、老年性阴道炎、幼女性阴道炎。

2.阴道恶性肿瘤

如果出现阴道不规则出血,性交后出血,白带增多,甚至阴道有水样、血性分泌物伴有恶臭,尤其是诊断阴道炎后久治不愈,那么就需要警惕了,考虑是否为阴道恶性肿瘤,这时应立即上医院做检查治疗,以免延误病情。

(二)阴道炎的预防

阴道分泌物是由阴道黏膜渗出物、宫颈腺体及部分来自子宫内膜的分泌物混合而成,内含阴道上皮脱落细胞、白细胞、乳酸杆菌,医学上将这些统称为阴道分泌物,正常阴道中有多种细菌存在,由于这些细菌与阴道之间形成生态平衡,所以这些细菌不会引起疾病。如果用消毒液灌洗,或长期应用抗生素或频繁性交(性交后可使阴道内pH值上升至7.2)均会抑制正常菌群的生长,导致其他致病菌成为优势菌,将引起炎症。

三、月经期卫生保健

（一）月经期的表现

月经指伴随卵巢周期性变化而出现的子宫内膜周期性脱落及出血。月经血呈暗红色，除血液外，还有子宫内膜碎片、宫颈黏液及脱落的阴道上皮细胞，一般情况下，月经血中含抗凝物质，因此月经血不凝，只有出血多的情况下出现血凝块。月经周期一般为21~35天，平均28天，每次月经持续时间称为经期，一般2~8天，平均3~5天，正常月经量为30~50 mL，超过80 mL称为月经过多。一般月经期无特殊症状，但由于盆腔充血及前列腺素的作用，有些女性出现下腹及腰骶部下坠不适或腹痛，并可出现腹泻等症状，少数女性有头痛及轻度神经系统不稳定症状。

（二）月经期的卫生保健

月经期由于盆腔充血，机体抵抗力减弱，又容易产生情绪波动，若不注意保养可导致妇科疾病，故应重视经期卫生。

1.劳逸适度

经期机体易感疲劳，故不宜进行重体力劳动或剧烈运动，并应保证充足的睡眠，以保持充足的精力。

2.寒温适应

经期应注意保暖，避免受寒、冒雨涉水或冷水淋洗、游泳等，以防止月经失调、痛经及妇科杂病。

3.调整饮食

经期不宜过食辛辣食物，也不宜过食生冷之品，应食用清淡且营养丰富的食物。

4.保持心情舒畅

经期情绪容易失控，或产生烦闷、忧愁等负面情绪，影响身体健康，故应保持心情舒畅，以防患病。

5.严禁性生活

经期机体抵抗力降低，故应严禁性生活及盆浴、坐浴，防止病菌入侵。注意保持外阴和阴道清洁，勤换内衣内裤。

（三）经期应该怎么吃

1. 饮食温热，不要食用生冷食物

经期食用生冷食物，不利于消化，且易出现月经不调、经血量少，还易出现痛经、闭经等经期问题。

2. 饮食清淡，不要食用辛辣食物

饮食以清淡为好，特别是在经期中食用清淡的饮食，有助于消化和吸收。清淡的饮食要少盐，防止食用盐分过多，造成体内盐分和水分的积聚增加，导致月经来潮初期出现头疼、易激怒的情况。

另外，刺激性大的辛辣食物最好不要吃，这类食物会刺激血管扩张，易导致经血量过多或痛经。

3. 多食用高纤维食物

高纤维食物包括新鲜水果、蔬菜、燕麦、糙米等，这类食物具有润肠道、改善便秘的作用，所以推荐适量食用。此外，纤维素丰富的食物可以起到促进雌激素分泌的作用，可增加血液中的镁含量，能改善月经不调的情况，还可使女性经期维持稳定的情绪。

4. 摄取优质蛋白质

优质蛋白质指的是含有人体必需的各种氨基酸，人体利用率高的蛋白质，并且数量多。蛋类、瘦肉、奶制品、大豆中的大豆蛋白都属于优质蛋白质，所以可以经常食用这类食物补充优质蛋白质。

如果经期经血过多，造成血红蛋白流失，那么可以适当补充含优质蛋白质及含铁丰富的食物。

5. 避免喝浓茶

经期中不适合喝浓茶，浓茶含有大量咖啡因，对神经和心血管的刺激很大，容易加剧焦虑不安的负面情绪，还很容易加重痛经，加大经血量，并会延长经期。另外，浓茶中含有的鞣酸会影响人体对铁的吸收，易造成缺铁性贫血。

6. 不要过量食用甜食

食用过多蛋糕、糖果、饮料等甜品，会导致糖分摄入过多而出现血糖不稳定的情况，比如头晕、疲劳、心跳加快、情绪不稳定等，还会加重经期痛经等症状。

（四）经期保健误区

1.捶腰

不少女性在经期会习惯性地捶打腰部缓解腰部酸胀，但这是错误的行为。经期腰部酸胀是盆腔充血引起的，此时捶打腰部会导致盆腔更加充血，反而加剧酸胀感。另外，经期捶腰还不利于子宫内膜剥落后创面的修复愈合，导致流血增多，经期延长。

2.体检

经期除了不适宜做妇科检查和尿检，同样不适宜做血检和心电图等检查项目。因为此时受激素的影响，难以得到真实数据。

3.拔牙

不能在经期拔牙。否则，拔牙后嘴里会长时间留有血腥味，影响食欲，导致经期营养不良；拔牙时出血量还会增多，这是因为月经期间，子宫内膜释放出较多的组织激活物质，将血液中的纤维蛋白质溶解酶原激活为具有抗凝血作用的纤维蛋白溶解酶，同时体内的血小板数目也减少，因此身体凝血能力降低，止血时间延长。

4.用沐浴液清洁阴部

经期阴部容易产生异味，尤其在夏季，但在洗澡时顺便用沐浴液清洁阴部，或用热水反复清洗阴部是不健康的，反而容易引发阴部感染，导致瘙痒病症。因为平日女性阴道内呈酸性环境，能抑制细菌生长，但行经期间阴道会偏碱性，对细菌的抵抗力降低，易受感染，如果使用沐浴液或用热水反复清洗更会导致阴道 pH 值上升。

5.饮酒

同样是受体内激素分泌影响，经期女性体内的解酒酶减少，因此饮酒易醉。更严重的是，为了分解酒精，肝脏负担明显加重，因此在这期间饮酒会对肝脏造成比平日更大的伤害。

四、乳房卫生保健

（一）乳腺的结构

乳房是女性性成熟的标志，也是重要性敏感区和第二性征，是分泌乳汁、哺育后代的器官，对异性有着强烈的性吸引力，所以乳房的发育以及美感是所有女性非常关注的问题。

乳腺位于皮下浅筋膜的浅层与深层之间。浅筋膜伸向乳腺组织内形成条索状的小叶间隔,一端连于胸肌筋膜,另一端连于皮肤,将乳腺腺体固定在胸部的皮下组织之中。

乳腺的形状、大小因人而异,亚洲女性乳腺大都纤小,而西方女性乳腺大都更丰满。很多女性乳腺并不完全对称,一侧略大,另一侧略小,或者一侧略高,另一侧略低,这是由于左右乳房对雌激素敏感度不一所导致,不必过于焦虑。

(二)常见的乳腺疾病

1.乳腺炎

急性单纯乳腺炎初期主要表现为乳房的胀痛,局部皮温高、压痛,出现边界不清的硬结、有触痛。而急性乳腺炎在开始之时患侧乳房胀满、疼痛,哺乳时尤甚,乳汁分泌不畅,乳房结块或有或无,全身症状可不明显,或伴有全身不适、食欲欠佳、胸闷烦躁等。然后,局部乳房变硬,肿块逐渐增大,此时可伴有明显的全身症状,如高烧、寒战、全身无力、大便干燥等。常可在4~5天内形成脓肿,可出现乳房搏动性疼痛,局部皮肤红肿、透亮。

急性乳腺炎是一种女性常见疾病,对于它的防治工作首先要从发病原因和发病机制入手,只有清楚了发病原因才好标本兼治,对症下药。

发病原因:①细菌的入侵。本病致病菌多数为金黄色葡萄球菌,少数为链球菌。细菌由乳头皮肤破裂处或乳晕皲裂处进入,沿淋巴管蔓延至乳腺小叶间及腺小叶的脂肪和纤维组织中,引起乳房急性化脓性蜂窝组织炎。亦有少数患者产后发生其他部位的感染并发症,细菌经血循环播散至乳房,引起发病。②乳汁淤积。乳汁有利于侵入细菌的繁殖,而乳汁淤积的原因包括三个:一是乳头过小或内陷而产前又未能及时矫正,使婴儿吸乳困难,甚至不能哺乳;二是乳汁过多,排空不完全,产妇不了解乳汁的分泌情况,多余乳汁不能及时排出而保留在乳内;三是乳腺管阻塞使排乳困难,如乳管本身的炎症、肿瘤及外在压迫,均可影响正常哺乳。③乳头皲裂。分娩后产妇未能掌握正确的哺乳技巧,或婴儿的含吮不正常,或过度地在乳头上使用肥皂或乙醇干燥剂之类的刺激物以及婴儿口腔运动功能的失调等造成乳头皲裂,使细菌沿乳头小裂口入侵,并且经淋巴管到达皮下及乳叶间组织而形成感染。乳头皲裂时,哺乳疼痛,不能使乳汁充分吸出,致乳汁淤积,为入侵细菌创造了繁殖条件。

乳汁淤积和细菌侵入是急性乳腺炎发病的两个重要因素。据悉,约40%正常产妇的乳汁中有金黄色葡萄球菌和白葡萄球菌存在,但不引起发病。初产妇易发急性乳腺炎与其乳汁中含有较多的脱落上皮细胞和组织碎屑引起乳管的阻塞有关。阻塞乳管可使乳房组织的活力降低,加之乳汁淤积的分解产物使之更有利于细菌的生长繁殖,成为细菌的良好培养基。也有报道称,哺乳后用吸乳器将乳汁吸尽的产妇,其乳腺炎患病率较哺乳后不吸尽乳汁的产妇患病率大大降低。

急性乳腺炎的发病过程大体经历乳管炎、乳腺炎和乳房炎三个阶段。细菌侵入乳管,上行至腺小叶,停留在淤积的乳汁中生长繁殖,导致乳管发生急性炎症,继而扩散至乳腺实质,引起实质性乳腺炎。细菌亦可从乳头皲裂的上皮破损处沿着淋巴管到乳腺间质内,引致间质性乳腺炎。此阶段未能及时治疗或治疗不当,炎症即向乳腺实质以外的脂肪和纤维组织扩散,导致急性乳房炎。炎症局限,组织坏死、液化,大小不等的感染灶相互融合形成乳房脓肿,若脓肿穿破到乳房后间隙的疏松结缔组织内时,则形成乳房后脓肿。急性化脓性乳腺炎表现为局部皮肤红、肿、热、痛,出现较明显的硬结,触痛更甚。同时病人可出现寒战、高热、头痛、无力、脉快等全身虚状。此时腋下可出现肿大的淋巴结,有触痛,化验血白细胞计数升高,严重时可合并败血症。这种情况必须去医院打消炎针,等炎症消后再做疏通,输液只能起到消炎的作用并不能疏通乳腺,为了避免乳腺炎的再次发生建议各位产妇首先让乳腺保持通畅。

2.乳腺增生

乳腺增生即小叶增生,临床上所见到的乳腺囊性腺病、慢性乳腺病、慢性囊性乳腺炎、乳腺结构不良症、乳腺囊性增生病等都是乳腺增生病。乳腺增生是乳腺的常见良性病变。中年妇女多见,绝大多数小叶增生与内分泌失调有关。乳腺增生不是炎症,更不是肿瘤,而是机体的生理性反应,是乳腺正常结构的错乱。一些病人有乳房胀痛、刺痛或隐痛等感觉,与月经周期有关,若扪及片状、颗粒状或结节状肿块,可行乳房B超或X线片鉴别诊断。乳腺增生是女性最常见的乳房疾病,其发病率占乳腺疾病的首位。近些年来该病发病率呈逐年上升的趋势,年龄也越来越低龄化。据调查有70%~80%的女性都有不同程度的乳腺增生,多见于25~45岁的女性。乳腺增生的病因尚不十分明了。目前多认为与内分泌失调及精神因素有关。黄体素分泌减少,雌激素相对增多是本病的重要原因。

近年来,许多学者认为,催乳素升高也是引起乳腺增生的一个重要因素。此外,有研究表明,激素受体在乳腺增生的发病过程中也起着重要作用。一般认为,神经、免疫及微量元素等多种因素均可造成机体各种内分泌激素的失衡。人生存的外部环境、工作及生活条件、人际关系、各种压力造成的神经精神因素等均可使人体的内环境发生改变,从而影响内分泌系统的功能,进而使某一种或几种激素的分泌出现异常。比如,在长期的紧张焦虑状态下,个体内分泌失调,则可能导致催乳素分泌增加,从而引起或加重乳腺增生。

不少女性担心,乳腺增生是否会进一步发展成乳腺癌。这不能一概而论。如果只是周期性的乳房疼痛和肿块,月经后就消失,这种乳腺增生的癌变风险不会增加,与正常人一样。如果是持续性的疼痛和肿块,则需要去乳腺专科就诊,进一步检查了解乳腺增生的程度和病理类型。乳腺增生患者一定要意识到随访的重要性,不要因为局部症状缓解而忽视,否则有可能导致在恶变时不能及时发现。对于普通的乳腺增生,应该定期(6~12个月)复查,如有症状改变,要随时复诊;对于病理活检有不典型增生的病人是需要每3个月随访一次的。在临床上,检查方法主要是触诊,常用的辅助检查有B超和钼靶,其中又以无创伤检查,可多次进行的B超为首选。

(三)乳腺的卫生保健

研究发现,乳腺疾病与个体肥胖存在关系,因此,女性应加强锻炼,维持正常体重。此外,还应保持心情舒畅,笑口常开。

如果乳腺出现下面的情况:①乳房某一区域出现局限性增厚或无痛性肿块;②乳房皮肤凹陷;③乳头有异常分泌物,尤其是血性的;④乳房外形改变,失去两侧的对称性;⑤乳房皮肤橘皮样变化、红肿或溃烂;⑥腋下淋巴结肿大。那么我们必须立即上医院做进一步检查以明确诊断。

第三节
两性卫生保健

　　有关专家发现,性生活可以减轻生活上的压力并舒缓紧张,并且能使人看起来更年轻健康,此外,还可以帮助入睡、提升自信心、使伴侣更加亲密、对循环系统有益。那么,我们更应该注重性生活的卫生保健。

一、性生活一般卫生保健

　　双方过性生活前,需要做好以下卫生准备。①洗澡。性生活之前,应该先洗澡,消除汗臭,以免同床时因汗臭味使对方反感和厌恶。洗澡时,男性要特别注意外生殖器的清洗,以免性交时将包皮垢等带进阴道内。②更换内衣裤。洗澡以后,双方都要将干净清洁的内衣裤放在床前,以备性生活结束后更换。③刷牙漱口。刷牙漱口这个习惯在性生活前更为重要,如果满嘴异味,难免会使对方有所不适,恶心反感,从而降低性欲,引起性生活不和谐。④准备好卫生纸或干净毛巾。性交过程中,男性的阴茎抽动会将阴道内分泌物带出,所以为了不弄脏床单、褥子,在性交前最好准备卫生纸或干净的毛巾、布等。⑤性交后的清洁。性交后的清洁工作更为重要。性交结束后,如果双方并不感觉到疲劳,最好马上用温水清洗一下生殖器。因为女性的阴道有自洁自净功能,所以最好不要用卫生纸或者毛巾往阴道内擦拭,以免破坏其防御功能。

二、"蜜月病"的预防

(一)什么是"蜜月病"

　　所谓"蜜月病",实际上是在新婚性生活中,由于生殖器官不卫生而造成的泌尿系统的感染主要发生于女性。轻者可表现为急性尿道炎,若细菌进一步逆行向上可引起急性膀胱炎,往往表现为尿频、尿急、尿痛,重者可发生急性肾盂肾炎。此外,除了可能出现上述泌尿道症状外,患者还可出现发热、寒战、腰痛及全身酸痛等症状,对健康危害较大。

（二）蜜月病的预防措施

性生活前后,男女双方应清洗外生殖器;避免在疲劳和患病的情况下过性生活,性生活要适度;男性如果有包皮过长的情况,特别是包茎,应及早手术;蜜月旅行应避开女方月经期;勤换内衣裤;保持良好的睡眠,增强抵抗力;多喝水,勤排尿,少饮或不饮酒。

如果患上了"蜜月病",必须立即治疗,以免留下隐患。该病若治疗及时,很快就会痊愈。患病期间要注意休息,多喝水,并停止性生活。

三、性生活有关疾病防治

（一）女性外阴和阴道损伤

外阴损伤发病原因有骑跨式跌伤或性交损伤。骑跨式跌伤如骑男式自行车时意外的急刹车,或上下车时阴部遭到猛烈碰撞,外阴部位受到暴力打击,等等。在这种情况下,外阴部有严重的挫伤,可有疼痛,能见到皮下淤血或血肿。性交损伤见于有炎症、畸形等疾病的情况下,或者未做充分准备工作就仓促性交,小阴唇偶可被卷入阴道。受伤后立即到医院就诊,以明确受伤范围及程度。一般可先冷敷观察肿块变化,并应用止血药、抗感染药。如果有裂伤、贯通伤,应查清并及时缝合修补。

（二）宫颈炎

宫颈炎分为急性宫颈炎和慢性宫颈炎,急性宫颈炎是由性交、流产、分娩、诊断性刮宫等引起宫颈损伤,病原体侵入损伤部位所致;慢性宫颈炎可由急性宫颈炎迁延而来,也可为病原体持续感染所致,病原体与急性宫颈炎相似。不洁性生活、雌激素水平下降、阴道异物长期刺激等均可引起慢性宫颈炎。流产、分娩、阴道手术损伤宫颈后继发感染,也可不引起急性症状,而直接发生慢性宫颈炎。

1.急性宫颈炎

主要表现为阴道分泌物增多,呈脓性黏液,阴道分泌物刺激可引起外阴瘙痒及灼热感。可有性交痛、下腹坠痛等症状。若合并尿路感染,可出现尿急、尿频、尿痛。常与阴道炎和子宫内膜炎同时发生。葡萄球菌、链球菌等化脓菌感染可向上蔓延导致盆腔结缔组织炎。沙眼衣原体感染所致的急性宫颈炎症状常不明显，甚至无症状。

2. 慢性宫颈炎

慢性宫颈炎患者可无症状，有时白带增多可为唯一症状，且白带呈淡黄色，有时可带有血丝，也可有接触性出血。偶有分泌物刺激引起外阴瘙痒不适。

下腹或腰骶部疼痛为慢性宫颈炎常见症状，月经期、排便时可加重，可有性交痛。当炎症蔓延，形成慢性子宫旁结缔组织炎时疼痛更甚。

当炎症蔓延波及膀胱三角区或膀胱周围的结缔组织，可出现尿路刺激症状，出现尿频或排尿困难。

此外，部分患者可出现月经不调、痛经、盆腔沉重感等。

3. 宫颈糜烂样改变

宫颈糜烂是一个常见的临床征象。目前，《妇产科学》教材已取消"宫颈糜烂"叫法，现在临床上称宫颈糜烂样改变。宫颈糜烂样改变可以是生理性改变，也可以是病理性改变。宫颈生理性柱状上皮异位、慢性宫颈炎、子宫颈上皮内瘤变和早期宫颈癌等都可能呈现宫颈糜烂样改变。宫颈生理性柱状上皮异位无须处理。慢性宫颈炎可由急性宫颈炎迁延而来，也可以是病原体持续感染所致。女性分娩或流产时可造成不同程度的宫颈裂伤，虽然有时裂伤很小，当时并没有引起任何症状，但却给病菌打开了入侵之门，以致日后引起宫颈炎，由于炎症的刺激，长时间就会引起宫颈糜烂样改变。更为重要的是，婚后的一些手术或妇科疾病的诊断、治疗，如人流手术、诊断性刮宫、宫颈扩张术等，也可能导致宫颈损伤、发炎。子宫颈上皮内瘤变和早期宫颈癌等也可出现宫颈糜烂样改变。因此，需要做宫颈癌的筛查，必要时可使用阴道镜和活检排除。总之，宫颈糜烂样改变如果没有临床症状，可以不治疗，但一定要定期进行宫颈防癌筛查，其目的是预防宫颈癌。

4. 柱状上皮异位

柱状上皮细胞与鳞状上皮细胞处于动态的平衡，就像打仗时的僵持区，医学上命名它为"鳞柱交界区"。生理性宫颈柱状上皮异位是受雌激素的影响，鳞柱交界区外移，子宫颈局部呈糜烂样改变。绝经以后，雌激素水平下降，柱状上皮又开始退回宫颈内，此时检查"糜烂"也就消失了。所以宫颈生理性柱状上皮异位无须处理。

5. 人乳头瘤病毒感染

人乳头瘤病毒（HPV），可感染皮肤和黏膜组织。20~30岁女性的人乳头瘤病毒感染比率最高，而有稳定性伴侣的女性中感染比率则较低。人乳头瘤病毒感染与性行为及其他不良生活习惯密切相关，过早开始性生活和多性伴易导致人乳头瘤病毒感染。

女性如果与感染了高危型人乳头瘤病毒的男性发生一次性关系是有可能被传染人乳头瘤病毒的，这与自身免疫力相关。当然有的人感染后可以通过人体自身免疫力将其完全清除。因此，大家也不要"谈人乳头瘤病毒色变"。人乳头瘤病毒对于大多数女性而言，是一过性感染，大约80%的女性一生至少感染一次人乳头瘤病毒，在其引起病变之前可通过人体自身免疫力将其完全清除，不会对健康构成威胁。

宫颈癌是目前国际上唯一一个能够早期预防的癌症，女性只要做到定期进行宫颈癌的筛查，宫颈癌都是可以早期预防的。

（三）慢性前列腺炎

慢性前列腺炎是各种病因引起前列腺组织的慢性炎症，包括慢性细菌性前列腺炎和非细菌性前列腺炎。临床表现多为以前列腺为中心辐射周围组织的疼痛、排尿异常，或者还合并头晕耳鸣、失眠多梦、焦虑抑郁等，甚至出现阳痿、早泄、遗精等。该病病程缓慢，迁延不愈。慢性前列腺炎的病因：

（1）慢性细菌性前列腺炎。致病因素主要为病原体感染，以逆行感染为主。病原体主要为葡萄球菌属，其次为大肠埃希菌、棒状杆菌属及肠球菌属等。前列腺结石和尿液反流可能是病原体持续存在和感染复发的重要原因。

（2）慢性非细菌性前列腺炎。染病原因十分复杂，其可能是病原体感染、炎症和异常的盆底神经肌肉活动和免疫异常等共同作用的结果。

①病原体感染。慢性非细菌性前列腺炎患者虽然常规细菌检查未能分离出病原体，但可能仍然与某些特殊病原体感染有关。有研究表明，本型患者局部原核生物DNA检出率可高达77%。

对于临床某些以慢性炎症为主、反复发作或加重的"无菌性"前列腺炎，可能与其他病原体如寄生虫、真菌、病毒、滴虫、结核分枝杆菌等有关。但缺乏可靠证据，至今尚无统一意见。

②排尿功能障碍。某些因素引起尿道括约肌过度收缩，导致膀胱出口梗阻与残余尿形成，造成尿液反流入前列腺，不仅可将病原体带入前列腺，也可直接刺激前列腺，诱发无菌的"化学性前列腺炎"，引起排尿异常和骨盆区域疼痛等。许多前列腺炎患者存在多种尿动力学改变，如尿流率降低、功能性尿路梗阻、逼尿肌-尿道括约肌协同失调等。这些功能异常可能与潜在的各种致病因素有关。

③精神心理因素。研究表明，经久不愈的前列腺炎患者中一半以上存在明显的精神

心理因素和人格特征改变,如存在焦虑、压抑、癔病,甚至自杀倾向。这些精神、心理因素的变化可引起自主神经功能紊乱,造成后尿道神经肌肉功能失调,导致骨盆区域疼痛及排尿功能失调;或引起下丘脑-垂体-性腺轴功能变化而影响性功能,进一步加重症状,消除精神紧张可使症状缓解或痊愈。但目前还不清楚精神心理改变是其直接原因,还是继发表现。

④神经内分泌因素。前列腺痛患者往往容易发生心率和血压的波动,表明可能与自主神经反应有关。

⑤免疫反应异常。近年研究显示,免疫因素在Ⅲ型前列腺炎的发生发展和病程演变中发挥着非常重要的作用,患者的前列腺液、精浆、组织和血液中可出现某些细胞因子水平的变化,而且白介素-10(IL-10)水平与Ⅲ型前列腺炎患者的疼痛呈正相关,应用免疫抑制剂治疗有一定效果。

⑥氧化应激学说。正常情况下,机体氧自由基的产生、利用、清除处于动态平衡状态。前列腺炎患者氧自由基的产生过多和自由基的清除体系作用相对降低,从而使机体抗氧化应激作用降低、氧化应激作用产物和副产物增加,也可能为发病机制之一。

⑦盆腔相关疾病因素。部分前列腺炎患者常伴有前列腺外周带静脉丛扩张,痔、精索静脉曲张等,提示部分慢性前列腺炎患者的症状可能与盆腔静脉充血、血液淤滞相关,这也可能是该病久治不愈的原因之一。

因此,如果患了慢性前列腺炎,不一定是细菌感染,应该上医院就诊,不能自己购买抗生素口服。

防治慢性前列腺炎应该注意以下几点:①忌酒,忌过食辛辣油腻不易消化的食物;②养成良好、规律的生活习惯,加强锻炼,劳逸结合,避免憋尿、久坐或骑车时间过长;③规律性生活;④注意前列腺部位保暖;⑤调节情志,保持乐观情绪。

(四)泌尿系统感染的防治

若每次性生活后都会出现尿急尿频等排尿刺激症状,有时甚至使用抗生素也不见效果,这可能是患有泌尿系统的感染性疾病,也可能是生殖器官发育上的问题。这些常常会让女性产生烦躁和恐惧情绪,并担心以后的性生活会给自己的健康带来麻烦。那么,如何防治泌尿系统感染呢?

女性的尿道短而宽,尿道距离阴道和肛门较近,尿路上皮细胞对细菌的黏附性和敏感性高,月经血也为细菌繁殖提供了良好的培养基。由于这些解剖结构和生理特性的差异,如果不注意卫生,性生活时易将寄生在尿道口周围的病原体带进膀胱,引起膀胱炎。来自直肠或阴道内的大肠杆菌引起的非特异性感染、性交过程中来自男性包皮和尿道内的病原体也可能导致女性泌尿系统炎症的发生。如果诊治不及时，膀胱内的细菌会逆流而上，进入肾盂和肾实质，引起肾盂肾炎，严重者可致命。此外，尿道外口的形状异常、尿道外括约肌痉挛、尿道远端周围组织纤维化等疾病或异常，也容易让女性在性交后出现泌尿系统感染。临床上的检验采用真性细菌尿来确诊，而生殖器官发育问题需要接受专科医生的检查来确定。

　　单纯依靠"消炎药"来防治女性泌尿系统感染不是万能的好办法，事实上也证明了多数类似情况下使用抗生素的效果不佳，应该从根本上解决问题。所以，注意性生活卫生十分重要，平时要保持良好的健康状况，避免在过分疲劳或患病等机体抵抗力下降的情况下过性生活；保持稳定的性交频率，切忌性生活过频；每次性生活前后双方都要对"重点"部位进行彻底清洗，但要避免过分采用消毒液清洗会阴部而造成的菌群失调和抵抗力下降发生感染；性生活之后女方最好排尿一次以冲刷尿道，可以明显减少与性交有关的泌尿系统炎症的发生率；如认为尿路感染的再发与性生活有关者，也可于性生活后立刻口服一个剂量的抗菌药物。此外，生殖器官发育问题需要到专科医院进行矫治。

第四节
重视婚前健康检查

一、婚前健康检查的必要性

婚前进行优生健康检查，实际上是通过一定的医学手段，对男女双方进行健康检查，若是发现有影响结婚或者是生育的疾病，就需要及时进行治疗，并且还需要向这些夫妇提出能够促进优生优育的医学建议。我国每年新增约 120 万的先天残疾儿童，从 2009 年开始，我国开展了全国性的优生促进工程，在全国积极开展优生优育、预防出生缺陷的工作。

二、优生促进具体措施

主要措施包括以下几点：①加强健康教育，提升自我保健意识，对于与出生缺陷有关的社会以及环境等因素应提出相应的对策。另外，还需加强优生教育的宣传，并采取多种方式相结合的方法，让人们提高优生知识掌握水平，尤其是对于偏远落后的地区而言。②提倡人们进行婚前保健，让政府加强对于婚前检查的力度，并给予充分的重视，让人们选择最佳的生育年龄，而对于高危人群则要对其进行 TORCH① 筛查，并于孕前注射风疹、流感等疫苗，如此可以有效降低畸形儿的产生。

---

① TORCH 筛查为一个优生四项检查项目，包括弓形虫、风疹病毒、巨细胞病毒、单纯疱疹病毒的检查。

【本章小结】

1.不是所有的包皮过长都需要手术治疗,儿童和青少年的包皮问题,只要不影响阴茎的正常发育和排尿功能,且没有反复发生阴茎头炎、包皮炎,就不需要将其看作疾病,只需观察等待,大多数男孩子会随着青春期发育过程及阴茎的自发性勃起而自行解除包茎问题。成年男性患有包茎则需要积极接受治疗。

2.经期保健要注意劳逸适度、寒温适宜、调整饮食、保持心情舒畅、严禁性生活并保持外阴清洁。

3.两性卫生保健要注意性生活的卫生、蜜月病及性生活相关疾病的预防、重视婚前健康检查。

【思考题】

1.包皮过长的男性怎么办?

2.月经期怎么做好卫生保健?

3.人乳头瘤病毒感染的防治?

第七章

大学生涉性人际关系

【本章要点】

亲密关系的发展过程；高校学生爱情的特点与性别差异；爱情、婚姻与性的时代特征。

【学习目标】

1. 了解一段亲密关系发生与发展的路径。

2. 能区别友谊、爱情、婚姻的异同和关系。

3. 认识人类的性之内涵与外延，理解性之于人类的价值和意义。

4. 正确看待亲密关系解体。

第一节
亲密关系的发生与发展

一、亲密关系的六个维度

在《亲密关系》一书中，罗兰·米勒提出用彼此之间的了解、关心、相互依赖性、相互一致性、信任和承诺六个维度来区别一段人际关系是属于亲密关系还是泛泛之交。

在一段亲密关系中彼此一定有着广泛而私密的了解，熟知对方的经历、爱好、性格特点和情感表达方式等，而且一般不会将对方的信息透露给其他人；他们更关心对方，彼此能从对方感受到更多的关爱，而且当人们认为对方了解、理解并欣赏自己时，他们之间的亲密程度就会增加；相互依赖性表现为彼此需要和影响的程度，亲密的朋友或恋人之间的依赖性往往更强烈、频繁、多样而持久，且一方的行为在影响自己的同时也会影响另一方的行为或目标；相互一致性则意味着他们在生活上开始融合，通常以整体的形态出现在别人面前，称谓也会用"我们"，而不用"我、他/她"；信任是亲密关系得以维持的重要因素之一，在亲密关系中的双方都期望对方善待和尊重自己，也期待对方能关注自己的幸福，不伤害自己；亲密伴侣通常会承诺彼此间的亲密关系，希望这种关系能够长长久久，同时会为了维持这种亲密关系投入大量的时间、精力和物力。

最完美的亲密关系应当包括以上六个要素，但并不是所有的亲密关系都能囊括这六个要素，也不是所有的要素在关系发展的不同时期都会保持同样的重要性。即使是存在一个要素，也能使彼此之间的亲密程度高于普通熟人。

二、人际吸引

人际吸引是指个体与他人之间情感上相互亲密的状态，即接近他人的愿望。人际吸引虽不能保证建立人际关系，却使人际交往成为可能，是我们迈向成功人际关系的第一步。

人际吸引被看作是一种作用于两个人之间的力量，这种力量倾向于把他们拉到一起，阻止他们分离。按吸引的程度，人际吸引可分为亲合、喜欢和爱情。亲合属于较低层次的人际吸引，有亲合感的人可以在一起共事或共处，彼此没有深交但也不感到厌倦；喜欢属于中等程度的人际吸引，是友谊的范畴；爱情属于最亲密的人际吸引，是友谊的最高级形式。

（一）人际吸引的三个原则

1. 强化原则

强化是学习论的一项基本原则，在人际吸引中就是我们喜欢能给予我们奖赏（正强化）的人，这种奖赏是指与对方接触时所获得的令人高兴的经验或物品，并能从对方的关注与关爱中感知到自己的价值，让我们的存在感倍增，从而增强自我认可度，令人更加愉悦和自信。

2. 联结原则

联结是经典条件反射中的一项极其重要的学习原则，在人际吸引中就是我们喜欢将美好经验联结在一起的人。因此，与朋友或恋人一起经历愉快的事情，能让彼此的感情更加坚固。

3. 社会交换原则

社会交换是对社会交往中的报酬和代价进行分析评价。在人际吸引中就是我们喜欢以最小代价获取最大奖赏价值的人，即我们只会与那些能提供足够利益的伴侣维持亲密关系，一旦双方都不能满足彼此的利益，亲密关系就有可能中断。

(二)人际吸引的过程

人际吸引包含了三大心理因素：认知、情感和行为。认知是人际吸引的前提，情感是人际交往的调控因素，行为是人际吸引的沟通手段，三者在人际吸引中形成了一个动态、循环的系统过程。

1.认知过程

认知是指我们理解某一现象的知觉和判断过程。从彼此相遇的一瞬间起人们就开始做出判断，即第一印象，快速形成的第一印象不仅影响着人们选择和使用后来获得的信息，也影响着人们对新信息的择取。当然，随着相处时间的增加，我们会更好地认识和了解自己的伴侣，但人们对伴侣认知的动机和关注程度也会随时间发生变化，因此，对伴侣不断做出的评判，既可能促进也有可能损害彼此间的亲密关系。

2.情感过程

人际吸引是在双方有一定情感基础时出现和形成的，这种情感一般分为两种：联合情感和分离情感。联合情感是人们总是要与自己希望的伴侣合作或联合行动，是一种互相吸引的人际关系。分离情感是彼此不能接受对方，是一种否定的人际关系。

3.行为过程

非语言行为在人际交往中是非常重要的沟通方式之一，包括面部表情、注视行为、身体动作、身体接触、人际距离等多种方式。它可向对方传达大量信息，表达我们的情感和话语的真实含义；可通过表露出的情绪决定人们的沟通是否能高效率地、流畅地持续下去；可通过表达亲密、传递权力和地位的信号来确定两人之间人际关系的类型。当然，在传递信息的时候会受到传递者的心情、传递方式和周围环境等多种因素的影响，往往会出现传递者的本意和接受者所接收的信息并不相同的现象。

当代大学生爱情与恋爱心理特点

　　"爱情"这个古老而永恒的话题，以它永存的魅力牵动着许多人的心。哲学家伯兰特·罗素曾说过："对爱情的渴望、对知识的追求、对人类苦难不可遏制的同情，是支配我一生的单纯而强烈的三种感情。"英国首相和作家班杰明·迪斯雷利也曾说过："我们都是因为爱而出生。"心理学家埃里希·弗洛姆在《爱的艺术》一书中认为，爱是人与人之间的创造力，具有"奉献、责任、尊重和了解"四个特征。"奉献"是指一个人愿意为其所爱的人工作并付出；"责任"是指一个人不断地考虑自己的行为可能对对方产生怎样的后果，当所爱的人有了困难时，愿意立即去帮助他/她；"尊重"是指以平等的心态及言行对待对方，是建立良好人际关系的基石；"了解"是指一个人尝试推己及人，设身处地为对方着想。

　　情侣是大学校园内一道亮丽的风景线。大学生正值青春期，生理逐渐成熟，除去了高中的学业压力，老师和家长的约束也大幅减少，但在刚进大学校园经历了最初的激动与兴奋后，会逐渐发现身边没有了父母的呵护和好友的关心，取而代之的是陌生的环境和同学。于是，他们的情感世界出现了"缺口"，孤独和空虚随之产生，很自然地要在大学生活中寻找感情的交流和满足，寻找寄托感情的对象，加之周围环境的影响，大学生谈恋爱就成为一种较普遍的现象。

一、爱情的类型

（一）爱情三角理论

　　关于爱情的理论较多，其中美国心理学家罗伯特·J.斯滕伯格提出的"爱情三角理论"得到大多数人的认可。罗伯特·J.斯滕伯格认为不同的爱情都是由亲密、激情和承诺三个基本元素组成，亲密主要来自恋爱关系中的情感投入；激情是爱情中的性欲成分，是情绪上的着迷；承诺指维持关系的决定期许或担保，是个人内心或口头对爱的预期，是爱情中最理性的成分。

亲密，是指在爱情关系中能够引起温暖体验的亲近、连属、结合等体验的感觉，是两人相处时有亲近的感觉。斯滕伯格结合其他学者的研究，把亲密因素分成以下要素：渴望自己能促进被爱方的幸福感；与爱人共享喜悦；对爱人高度关注；在需要得到帮助时能指望爱人；与爱人互相理解；与爱人分享自我与所有；从爱人那里得到情感的支持；为爱人提供情感支持；与爱人亲密交流。

激情，是引发浪漫之爱、身体吸引、性完美以及爱情关系中相关现象的驱动力。激情因素包括在爱情关系中能引起激情体验的动机以及其他形式的唤醒源。激情是一种"强烈地渴望跟对方结合的状态"，也就是见了对方就会怦然心动的感觉，和对方相处时则有一种兴奋的体验。个人外表和内在的魅力是影响激情的重要因素。在恋爱关系中，性需要在激情体验中占据支配地位，而自尊、关怀、支配、顺从和自我价值实现的需要，也有可能有助于激情体验的获得。当然，激情可能是积极的，也可能是消极的。积极的激情能激励人们克服艰险，攻克难关；消极的激情常常对正常活动具有抑制作用或引起冲动行为。具有正确的思想认识、高尚的道德品质和坚强意志的人能控制自己消极的激情。

承诺，分为短期承诺和长期承诺两种，短期承诺是一个人决定爱另一个人，而长期承诺是指一个人决定维持爱情的承诺，包括对爱情的忠诚和责任心。一份值得期待的爱情既有短期承诺又有长期承诺，但是一份恋情中不一定同时具备这两种承诺。

爱情三角理论认为，亲密、激情、承诺这三个成分是爱情三角形的三条边，可以描绘两个人之间的爱情，每个成分的强度都可由低到高地变化，从而决定了爱情的三角形有各种大小和形状。在该理论中斯滕伯格根据这三个因素成分构建了无爱、喜欢、迷恋、空爱、浪漫之爱、相伴之爱、愚昧之爱、完美之爱八种爱情类型。

无爱，是指爱情的三个因素都缺失，两个人仅是泛泛之交而不是朋友。

喜欢，两个人之间只有亲密而缺失激情和承诺就是喜欢，即两个人在一起感觉身心放松，却唤不醒激情和一起厮守终生的愿望。这种感情没有激情和承诺，更像是友谊。

迷恋，两个人之间只有激情而缺失亲密和承诺就是迷恋。对不认识的人激起欲望，这是一种受到本能牵引和导向的青涩或冲动的爱情。

空爱，两个人之间只有承诺而缺失亲密和激情则是空洞的爱。以社会功利目的等原因不得已选择以结婚为目的恋情，或是存在包办婚姻的生活中，没有温情和激情，仅仅只在一起过日子。

浪漫之爱，浪漫的爱情有着强烈的亲密感和激情，是喜欢和迷恋的结合。可是今日只管今日之事心态下的恋情或婚外情等，这种没有承诺的爱情，崇尚过程，不在乎结果，往往最终伤害别人也伤害自己。

相伴之爱，两个人之间只有亲密和承诺而缺失激情则是相伴之爱。这样的婚姻在中国文化下大多是被称赞的，可夫妻之间更多体现的只有权利和相互间义务，缺乏爱的感觉，婚姻幸福度较低。

愚昧之爱，两个人之间只有激情和承诺而缺失亲密则是愚昧之爱。这种爱更多是生理上的冲动，最终会因为缺少亲密难以让承诺持久。

完美之爱，同时具备了亲密、激情和承诺三要素，拥有这一类型的相爱者，才能真正感受到爱情的甜蜜与厚重，但这种完整的爱情在短时间里容易做到，很难长久坚持。

斯滕伯格之所以把具备三个基本要素的爱情称为完美式爱情，是因为建立一段稳定、持续的爱情需要双方毕生花精力去培育和呵护。当然，并不是所有的人都要等具备了这三个要素以后才开始谈恋爱，在这三个要素里面，亲密和承诺的实现需要一段时间才能转化为现实，不是一蹴而就的事情。每一个人都会有自己的爱情三角理论，而且不同的关系或一段关系的不同阶段，亲密、激情和承诺的强度都是不一样的。

（二）争鸣之观

因此，简单的一句"我爱你"，包含了许多种不同的情感体验。但是爱情的复杂性还体现在这三个组成成分都会随着时间的推移发生变化，所以同一对爱情伴侣在不同的时间会体验到各种不同类型的爱情。其中，"激情"最容易发生变化，也是最不容易控制的成分。例如，曾经充满激情的伴侣，可能渐渐变得更加亲密，但是激情却淡了许多；曾经亲密无间的夫妻，可能两颗心渐行渐远，都把自己躲藏在忙碌的工作或社交中。即便他们用心去维持，也很难有意识地控制这些变化。

目前在爱情心理学界，关于爱情三角理论是否正确有一定的争议。Diamond 在2004年，Aron 等人在2005年分别指出，调控性欲望的脑区与支配依恋感情和忠诚的脑区截然不同。心理学家 Helen Fisher（2006年）认为存在三种既相互联系又截然不同的生物系统控制着爱情的组成成分，它们是：性欲、吸引力、依恋。性欲让人们有了交媾的机会，从而使人类成功得以繁衍。吸引力促使人们去追求自己所偏爱的特定恋人，它由特定脑区控制奖赏情感的神经递质多巴胺和5-羟色胺调控。而依恋并不是爱情一开始就立刻有的，它是长期的伴侣关系带来的舒适、安全、放松的情感。这种情感使得夫妻乐意厮守，这有利于保护他们年幼的子女，把孩子抚养成人。尽管有的情侣会比别人能更快进入依恋状态，但形成真正意义上的依恋也是需要一定时间的，这与心理安全感不足的人依赖伴侣的那种焦虑性纠缠是不一样的。

其实爱情三角理论中所界定的爱情也并非那么的泾渭分明，人们对爱的体验是复杂的,不同类型的爱情可能以更复杂、更令人困惑的方式或交错重叠的方式体现出来。但是不管怎么说,爱情三角理论为研究不同类型的爱情提供了一个非常有用的理论框架。

二、大学生爱情的特征和恋爱心理特征

(一)大学生爱情的特征

大学生的爱情生活多姿多彩,他们通常通过老乡会、各种社团或者通过网络、电话结识异性,发展恋情,建立亲密关系。总体而言,大学生恋爱有以下四大特征。

1.恋爱动机简单化

多数大学生在恋爱中重过程轻结果,没有过多长远考虑。这种恋爱过程有利于恋爱双方互相了解、加深认识,也有利于恋人之间培养感情、增加心理相容度。大学生恋爱是因为爱和被爱的需要,多是出于本能的喜欢和吸引,"不求天长地久,只求曾经拥有"是大学生较普遍的一种心理。这种恋爱心态一方面反映出大学生恋爱没有太强的功利色彩,但从另一方面来说,只重恋爱过程,强调爱的"现在进行时",不考虑"将来完成时",缺乏责任意识。还有一些大学生恋爱是出于从众或虚荣心理,把恋爱当作充实课余生活、填补寂寞孤独生活的手段,由此看出大学生恋爱心理还不太成熟,对爱情缺乏深刻的认识。

2.恋爱的自控力与耐挫力较弱

关于大学生对待学业与爱情的关系的调查显示,43.6%的大学生认为"学业高于爱情",49.6%认为"同等重要",只有6.8%认为"爱情高于学业"。调查结果表明绝大多数大学生能够正确看待学业与爱情的关系,希望学业爱情双丰收,具有正确的爱情观。但事实表明,很多大学生缺乏处理感情事件的心态和经验,不能从容、理智地处理恋爱中遇到的问题。例如陷入热恋后,不太善于控制自己的情感或对恋爱对象过分依赖,稍有波折就痛苦万分;一旦恋爱受挫,会发生情绪失控,无法自拔,对学习造成严重影响。可见,摆正学业与爱情的关系,正确处理恋爱中遇到的问题,是恋爱大学生迫切需要学习的知识。

3.恋爱的不稳定性较大

大学生恋爱低龄化现象明显,很多学生一进大学就开始谈恋爱,甚至在中学时就已经恋爱。此时的学生社会阅历尚浅,思想较单纯,对人生目标和未来规划没有明确的方向和愿景,在择偶标准上往往重外表,轻内在;恋爱方式上重形式,轻内容;恋爱行为中重

过程,轻结果,同时重享乐,轻责任。恋爱思想上的不成熟加之经济尚未独立,并缺乏妥善处理情感纠葛的能力,极易造成恋爱中断。

在对待失恋的问题上,多数学生会通过找朋友诉说,对自己和对方能采取宽容的态度,尊重彼此的选择,安全渡过关系结束这个心理波动期。但仍有一部分学生无法摆脱"情感危机":有的失去信心,放弃对爱情的期待;有的一蹶不振,认为一切都失去了意义;更有甚者视对方为仇人,肆意诽谤,甚至做出极端行为伤害对方。

4.恋爱观念开放,传统道德淡化

随着对外开放的范围不断扩大,各种新闻媒体、网络文学的盛行和渲染,当代大学生对于爱情的观念趋于开放和大胆,不愿接受传统观念的束缚,恋爱方式往往公开化,甚至在大庭广众之下,旁若无人地做出过分亲密的行为。同时,大学生不能正确处理感情和性的关系,只愿享受爱情的甜蜜、忽略爱情背后的责任,由此而引发一系列问题。

(二)大学生恋爱心理特征

爱情是人类最高尚的情感之一,爱情不只是为了满足性爱这一基本的生理需要,还有更高的心理需要和社会需要。爱情是性爱和美感、道德及理智的完美统一。善于在热恋时保持心理平衡的人,更可能获得完美的爱情生活。恋爱中的情侣与普通朋友关系中心理变化会有不同,主要体现在以下五个方面:①直觉性。情侣之间互相吸引并相互美化,双方相处都感到很舒服,所谓"情人眼里出西施"。但这时也易出现"期望效应",即把自己所希望出现的特征赋予对方,把自然景物和周围环境都打上了爱情的印记。②隐蔽性。言辞含蓄而富有诗意,行为隐蔽而富有德行,言谈、举止、目光、表情、行为都体现了一个"爱"字。③排他性。表现在对意中人的专一挚求、忠贞不渝,不允许第三人介入,容易"吃醋"。④波动性。情绪变化很大,热可达到白热化、冷则骤降至冰点。高兴时喜笑颜开、手舞足蹈,懊恼时垂头丧气。⑤冲动性。热恋时人的认识活动范围往往会缩小,同时控制自己的能力减弱,往往不能约束自己的行为,不能正确评价自己行动的意义与后果,因而可能导致婚前性行为、未婚先孕,甚至做出违法乱纪的事情来。

三、大学生爱情的性别差异

爱情中情侣双方的心理差异比较大,男生和女生在恋爱过程中的需求和期待也是不一样的,想要更好地理解对方,则需要更进一步地了解这些差异,尊重彼此的不同。

（一）有关两性择偶偏爱的解释

择偶是一种受心理、文化、社会影响的复杂行为，一般来说，人们的择偶模式和标准无不受到其人格特质，尤其是人生价值观及婚姻家庭观念的影响。因为每个人的家庭背景、生活经历、文化程度、社会境遇等存在差异，择偶的标准和心理行为也不相同。择偶作为人们的一种心理行为，具有一些共同的心理特征，男女两性会呈现出各自的择偶偏爱。

进化心理学认为，不同性别具有什么样的身份和什么样的择偶偏爱，是进化发展的结果。该理论假设男性对于孩子父权的不确定性，而母亲有孩子母权的确定性，即母亲可以肯定这个孩子就是她的后代，且女性生殖能力是有限的，所以对于女性而言，选择配偶是来帮助她们抚养孩子的，而男性则是尽可能多地繁衍后代。因此，男性更倾向于选择有吸引力的伴侣，即具备健康和较强生殖力的女性；女性则更少在意男性的外表，而倾向于为孩子找一个好爸爸。

同样，社会角色理论也可以为择偶偏好问题提供解释。传统的社会分工假定女性具有养育天性，所以鼓励并支持她们扮演了养育者的角色，而大多数男性传统上被看成是养家糊口的角色。因此传统的社会文化赋予不同性别不同的角色定位，人们也会不自觉地受到角色理论的影响，使得择偶偏爱自然而然地被打上社会角色理论的烙印。但当男女双方资源不够充足，需要与对方互补来构建更加完善的生活时，与传统刻板角色定位相关的品质变得更为重要，于是更强调男性的经济收入、地位和女性的养家能力。然而，当男女双方资源已经充分，他们已经冲破传统性别角色定位的要求以及外在条件的束缚，回归到寻找自身的需求上时，则更看重伴侣的内在品质。

（二）择偶标准差异

1.对外形的追求不同

一般来说，由于爱情本身源于性生理的成熟，恋爱最初的吸引大都来自对方的性别形象。在外表形象上，女性较关注男性的身材，最能吸引女性的男性，一般都是身材高大、宽肩阔胸、充满力度的形象，这样的形象可以带给女性一定的安全感，对安全和依赖的难以自我觉察的心理需求，形成了女性心中的男性美的标准。而男性则多关注女性的皮肤、身材、衣着等，容易被外貌姣好的女生吸引，因为在生理特征上，男性更容易被视觉上的性刺激所激发，不自觉地形成这样的审美观。

2.对择偶偏爱的因素不同

从择偶所偏爱的因素来看，男性倾向于性吸引因素，而女性倾向于忠诚可靠等内在性格因素和社会条件。男性较易受传统"男强女弱"婚姻模式的影响,在家庭中承担着经济重担且自强自立,因此在择偶时,更多使用性吸引标准,常把女性的外貌形体、魅力放在第一位。女性择偶的偏爱因素则明显不同于男性,男性的道德品质成为女性择偶的重要因素,期望选择忠诚可靠的爱人,同时希望对方能成为自己以后生活的坚实依靠。女性在意外表的同时,更多会从婚姻和未来的关系上考虑,较注重男性的社会条件,如对方的才华、职业、家庭、经济条件等。

(三)其他方面的性别差异

1.追求爱情的形式不同

男生比女生有着更为浪漫的态度体验,更相信"一见钟情"式的爱情,会比女生更快速地坠入爱河。但女生更渴望和男生建立起亲密的关系,即在感情上高度融合,而且女生会更专一和投入。

2.对待爱情的态度不同

在恋爱交往过程中,男生会表现得更加狂热,甜言蜜语很多,往往在初期就表现出强烈的占有欲,但不喜欢持久战;而女生更注重对方的内在品质和实际本领,在初期比较小心谨慎,过热的爱情反而可能使她们有所顾虑。可当坠入爱河后,女生却更容易轻信对方。有人说,陷入热恋的男生,一半是理智,一半是热情;而陷入热恋的女生,全部都是热情。

3.对于爱情的感受不同

男生往往有些粗心,不注意小的细节,发现女生情绪变化时,经常百思不得其解,不知所措。而女生的情感细腻,善于体察对方的心理,追求爱情的亲密,要求男生的言谈举止都要称心。马马虎虎、粗心大意的男生不经意的一句话、一件事,会搞得她们伤感不已或大发脾气。

4.对于爱情挫折的承受力不同

爱情挫折包括恋爱过程中的摩擦和失恋两种基本情况。对待恋爱过程中的摩擦,男生较随意和坦然,不愿矛盾扩大张扬出去,容易主动做出让步。女生则可能为一点小事就大为不快,甚至哭闹不止,使她们产生一种被辜负的危机感。失恋对于男女双方来说,都是痛苦的事情,但女生的承受力却低于男生,常常表现得消沉、哀伤,乃至绝望,缺少理智的分析和考虑。

5.恋爱过程中的角色地位变化

男生开始追求女生时,会把女生尊如公主,追求到后,男生就可能成为女生的主宰。另外,爱情在生活中的比重会变,在恋爱阶段,爱情似乎是男生生活的全部,而在婚后,爱情只是男生生活的一部分,而且这一部分往往小于事业。女生则可能恰恰相反,爱情在婚后所占的比重有时比恋爱时大。

6.对性行为的需求不同

恋爱过程中,男生更希望早一些发生性行为,而一般由女生来决定何时开始性行为;男生比女生会体验到更频繁、更强烈的性欲望,且更渴望性生活,在性行为同等次数情况下,男生更有可能感到不满足;男生比女生更能接受随意的性行为,他们也愿意与更多的人发生性行为。

第三节
性·爱·婚的相互关系

一、性与爱的关系

（一）爱和性的天平

很多人可能会有这样的疑问：人们到底是因性而爱，还是因爱而性呢？对于相爱至深的情侣会非常渴望与对方的身体发生亲密的融合。当情侣在私密性极高的空间里，彼此会将自己完全裸露在对方面前，达到一种"你中有我，我中有你"的紧密结合的忘我境界。此时，人们会感受到自己正选择无条件信任对方，而自己也被对方无条件地全然接纳，这种交流既是情感上的，更是肉体上的，双方可以更确认爱与被爱的感觉。因此，情侣间如果有了性的互动，可以加深两人的亲密感和安全感，为亲密关系增加了稳定性和确定性。当然，在现实生活中两个并无交集的陌生人，因性吸引而开始的一段爱情，而且彼此变得亲密和信任的情况也是存在的。

正如社会学家经过长期的追踪研究发现：因爱而发生性的爱情更容易稳定和长久，同时有助于加深彼此的爱意，并使双方关系变得更加稳固；因性而产生爱的感情则更多地是建立在激情的基础上，通过彼此之间的深入了解和亲密接触，关系更加稳定。因此，"爱情因性而更加美好，性因爱情而变得神圣。"此话可谓很好地道出了性与爱的关系。

当然，有些爱情并不需要有性接触也可维持彼此间亲密关系，例如柏拉图式的爱情。柏拉图式的爱情是追求精神恋爱，以双方在精神层面达到共鸣理解，从而两情相悦的一种情感维系状态。这种爱情更像一场心灵对话，在彼此心灵深处寻找共同语言和享受志同道合所产生的情投意合，以此为纽带拥有更坚固深厚的感情基础。他们认为，精神和灵魂是高尚和纯洁的，而肉体的欲望是罪恶和肮脏的，只有抛却对肉欲的强烈渴望，心境才能平和。这样的爱情更倾向于用道德评判性欲而不是去享受性欲。

(二)爱情中的性行为

性行为的概念从狭义上讲专指单一的目的性性行为,而广义上讲应该还包括边缘性性行为和过程性性行为。

1.边缘性性行为

边缘性性行为是指两性之间由性吸引而产生的一系列亲昵行为,如具有性吸引倾向的握手、谈话、拥抱,恋爱中的眉目传情,伴有性色彩的耳鬓厮磨等。大学生性生理发育已经成熟,并具备性活动和生殖的能力,但要想进行正常的性生活,还需要经过一个极其微妙的恋爱阶段。热恋的情侣或恩爱的夫妻,在他们的日常生活中均存在大量的边缘性性行为,夫妻间的性生活能够和谐,该行为起了重大作用。

2.过程性性行为

边缘性性行为只是一种初级的性行为,它能给恋爱中的双方带来浪漫色彩,但却带不来性欲的满足。所以,当谈恋爱达到一定程度时,便会情难自禁地升级为过程性性行为,于是出现了更具吸引力的亲昵行为,情侣之间从轻柔地抚摸到热烈地狂吻、有力地拥抱,像一个个巨浪冲击着青年男女的心灵和肉体,让他们饱尝甜蜜,这种行为已经能够使他们达到情感高潮,并在很大程度上消除性紧张,同时表现出极大的兴趣和耐性。

人们使用嘴唇来表达深情,因为它能在人们的心底唤起愉快的回忆。同时,科学研究还发现,在人类的嘴唇和舌头上布满了神经末梢,当我们接吻时,可以改变脑垂体释放到血液中的后叶催产素的水平,这种催产素是种荷尔蒙,可以让人感觉更加亲切。

3.目的性性行为

目的性性行为属于人类实质性性交行为,这种行为应该发生在以爱情为基础的恋爱和婚姻中,并遵循以下原则。

(1)自愿原则。所谓"自愿",是指男女双方的自愿。人们要进行性行为,必然有其目的性,例如对异性形体外貌美的追求,或企图通过肉体的接触、生殖器官的摩擦获得快感,或是为了传宗接代、获得生育子嗣的结果。作为性道德的标准之一,就应该建立在双方自愿原则上,而非自愿的性行为可能导致对一方的伤害和对社会公序良俗的破坏。

(2)爱情原则。恩格斯在《家庭、私有制和国家的起源》中曾指出,对于性交关系的评价,产生了一种新的道德标准,不仅要问:它是结婚的还是私通的。而且要问:是不是由于爱情,由于相互的爱而发生的?

在人类社会中区别于动物性的活动,就在于人类具有超乎于动物界的思想与情感,在性活动中具有对异性的、尤其对特定的"某一个"异性的爱情,就成为人类性道德的重要原则。

（3）平等原则。人与人之间是平等的,男女平等是现代社会的基本道德要求,而且性关系的平等,也是受法律保护的。

（4）私密原则。现今是文明时代,人们会对自己的性器官和性行为进行隐秘保护,属于人类性行为的道德规则,同样受法律保护。违背私密原则不仅有损人格,还会破坏社会的公序良俗。

（5）无伤害原则。无伤害原则主要是指两人之间的性行为不会伤害对方和其他人的身心健康,不会伤害社会的安定发展。

（6）婚姻缔约的合法原则。性道德具有明显的社会性,而社会又是充满各种规范的,性行为同样须由道德规范和法律来制约。婚姻缔约,就是道德规范在法律上的表现。两个异性之间产生爱情,而且又是自愿和无伤害的,也必须经过法律的程序予以认可,同样是符合法律规范和道德原则。

二、婚姻中的性与爱

（一）婚姻的意义

"男大当婚,女大当嫁",对大多数人来说,婚姻是人生道路上不可或缺的一段旅程,无论东方还是西方,人们都将婚姻看得十分重要。可现代社会对我们个人是否选择结婚变得更加宽容,随着个体独立性的增强,在不结婚也可满足个体需求的情况下,婚姻就成了可有可无的外壳。可这些都忽略了一个重要的因素,那就是人的社会性和结婚动机的复杂性。德国社会学家穆勒里尔认为,人的婚姻动机主要有三种,即经济、子女和情感,只是不同时期各种需要的程度不同,人们考虑的先后顺序不同而已。现代社会由于个人价值的被尊重以及妇女社会地位的变化,浪漫的爱情已经成为婚姻的主导动机,其次才是子女及经济。其实,婚姻对于我们每人来说都有着特殊的含义,总体来说包括以下几个方面。

1.结婚使爱情更长久

爱情是两情相悦并渴望合二为一的最浓厚最真挚的情感,这种强烈的情感往往需要婚姻来安放,两情若是深浓时,谁不渴望朝朝暮暮?因此,结婚是一段感情最完美的结果,也是爱情变得更长久的最好方法。当然,婚姻不是爱情的永久契约,婚姻中夫妻之间的爱情需要在双方不断的交流与沟通中汲取生长的源泉、增强成长的活力,要在双方不断地充实自我、超越自我中得到创造和更新。

2.结婚让性生活更有规律

性吸引是爱情产生的原动力,爱情必然伴随着性活动,结婚之后的共同生活更多的是为了享受生活和爱情的甜蜜,增进夫妻之间感情的融合,同时让性生活更有规律,从而使双方获得更为充分的性满足;同时夫妻双方也可以在性愉悦方面一起成长与改进,不断发现生活的乐趣。相关调查也表明,已婚夫妻的性满意度比未婚同居者高,且与婚姻幸福感具有较高的正相关。

3.结婚能提升幸福感

获得幸福可以说是我们生活的目标,一个人的幸福感主要有三方面的来源:物质层面、情感层面、自我实现。结婚则可以同时满足这三个方面。首先结婚使双方共同的物质财富增多,能获得彼此带来的物质需求满足的幸福感。其次结婚后双方爱情甜蜜,相互关爱、彼此理解等情感,由此带来的幸福感比亲情、友情要更强烈,也比物质需求的满足所获得的幸福感更长远、更持久。最后是自我实现的幸福,婚姻中的自我实现有两个层面:一是彼此满足,双方的自我价值在对方身上得到展现从而感受到幸福;二是彼此成就,双方的自我价值在更广的社会领域得到展现,造福他人和社会从而让自己感受到幸福。这两个层面相互交叉、彼此融合。这种自我实现的幸福是最长远、最持久的。

4.结婚让生命更丰满

我们每个人都有长处和短处,都有强项和弱项,结婚可以补齐我们的弱项,搞不定的事,对方能帮你顶上去,而且义不容辞;力不从心时,对方能助你一臂之力;考虑不周时,对方可以替你思虑再三,夫妻间的取长补短可以让我们的生活更从容。

结婚可使双方充分认识到自己的家庭和社会角色,通过相互协作共同处理家庭事务、社会交往,拓展我们的人生半径和人生视野,共同计划休闲活动、养育后代;结婚也可以给彼此一个完整的家,相互温暖,在享受天伦之乐的过程中让我们的生活更充实、更安定、更圆满,让我们的生命更丰满。

(二)婚姻中的性与爱

婚姻中的性,首先表现为自私性,这是人类区别于动物的一个重要特征。其中,性嫉妒是性自私心理的重要表现,性爱排他性是两性关系中极为普遍的心理。但严重性嫉妒可能导致严重不良后果,比如极个别男性发现爱人与其他异性交往或者相爱,会做出一些偏激的举动。在生活中我们应该积极有效地应对性嫉妒,例如,减少荒唐的想法、通过增强自己的独立行动和生存能力提升自己的自尊、通过改善沟通技能,在行为的界限上达成共识、增加亲密关系的满意度和公平性等。第二是平等性,人们通常认为男方在性行为中处于主动地位,女方处于从属地位,这是一种误解。夫妻之间的性生活不存在主、从地位,夫妻双方都应该扮演主角:双方既是性行为的主动者,又是性行为的被动者;既是性信息的供体,又是性信息的受体。第三是喜新性。当我们刚坠入爱河时,事物都是新鲜的,亲密感在增加,充满了激情。但随着婚姻关系的确立以及持续,新鲜感逐渐消失,激情变得越来越少。那么,我们在维持亲密关系时,除了达到性满足,还可以通过一些容易控制的行为保持亲密关系。例如,培养双方的积极性;分享彼此的想法和情感,爱恋、承诺和尊重;公平地分担家庭责任;花足够的时间一起相处;等等。第四是脆弱性,即人们正常的性反应很容易受到精神因素的干扰。这些干扰因素中,焦虑是第一位,愤怒、敌视和怨恨等也很关键。焦虑干扰了正常性生活需要的精神状态,尤其是注意力集中于性生活的能力等。正确对待性生活中的干扰因素,提高婚姻质量,同时成功地解决困难还可以提高我们适应新干扰因素的能力。最后是阈值性,人类性行为在生理、心理甚至体力上都有阈值,不可能长期使性兴奋保持在一个阈值水平,这是随着年龄的增长持续下降的。但可通过控制自己的行动、提高应对各种问题的信心和能力来满足亲密联系的基本需求。

爱情与婚姻往往是不能等同的:自己爱的人并不一定能和自己结婚,跟自己结婚的人也未必是曾经爱的人。在亲密关系中,爱情更多的是权利与享受,是发展变化的;而婚姻更多的是义务与责任,是相对固定的法律契约。人在一生中或许不止爱恋一个异性,但结婚之后就要克制对其他异性的爱。

第四节

其他人际关系中的涉性交往

一、友谊

请回想一下自己最好的朋友，你们为什么会如此亲近？而异性朋友为什么仅是喜欢，而不是爱上彼此呢？你或许已经体会到亲密的友谊给自己带来的快乐或是忧伤。朋友对我们的影响往往会超出自己的想象，朋友往往比我们想象得更重要。

（一）友谊的特征

1.尊重

首先，最亲密的朋友往往是我们尊重的人，而且是值得我们尊重的人，这些人往往有令人称赞的道德品质，容易接纳他人、诚实等，对待朋友或是爱人越尊重，那么彼此间的关系就越满意。

2.信任

当朋友间可以真实、忘我地对待彼此时，信任就在他们之间建立起来了。这种信任可以使朋友间相处得更加愉快，它在任何亲密关系中都是非常珍贵的。

3.分享

分享就是指我们与朋友分享好消息时，得到了对方热烈而有价值的反应，相较于那些对我们冷漠的人，更能提升我们的快乐和亲近感。

4.社会支持

我们常依赖朋友帮助我们克服各种困难即社会支持，包括感情支持（关心、安慰等）、身体安慰（拥抱）、建议支持（引导、指示等）、物质支持（金钱、物品等）。

5.应答性

应答性是指对朋友的需要和兴趣在认知方面表现出关心与支持,是亲密友谊中最重要的成分。若认为朋友对你的需要和兴趣表现出尊重、信任、关心和支持,能提升彼此的亲密感,有利于人际关系向好的方向发展。

那么,朋友关系和爱情关系是否一样呢? 答案既是肯定又是否定的。因为友谊和爱情都是以彼此之间相互欣赏为基础的,但两者之间也是有严格区别的。首先,两者都包含着对彼此正面、热情的评价,但浪漫的爱情还包括对伴侣的着迷、性的欲望和强烈的排他性意识;从感情强烈程度来说,爱情包含更加强烈和复杂的感情,而友谊更多的是彼此思想和感情的分享,彼此支持、接纳、关心、尊重等,也永远不会像爱情那样充满激情和忘我投入;从人际结构来看,爱情是一种相对封闭的人际关系,两个人希望建立没有第三人介入的长期、持久、稳定的亲密关系。而友谊这种亲密关系更多表现为一种自发的、结构较为松散的,以亲密、彼此欣赏和扶助为特质的人际关系,正常友谊关系并没有强烈的排外性;最后,从评判标准来讲,爱情有着更为严厉的标准,比如爱人之间应该比朋友更为忠诚,更加愿意给予对方帮助。而友谊相比爱情关系的社会规范约束力较小,比爱情更容易解体。

(二)友谊间的性别差异

社会文化环境、社会规范和性别角色等决定了男生之间的亲密友谊不同于女生。

那么,男生和女生之间能成为密友吗? 答案是肯定的。在大学校园里,大多数人都和异性有过亲密的友谊,异性友谊和同性友谊一样都具备友谊的所有特征,但异性友谊可能会遇到同性友谊不会遇到的问题:是继续保持纯洁的友谊还是发展为爱情呢? 多数情况下会保持亲密的友谊关系,可能是怕失去宝贵的友谊或是缺少性的欲望抑或是有其他人持反对意见,等等。但是当你发觉自己离不开对方或是对方离不开你时,而且你或你的异性朋友强烈排斥对方同其他异性朋友交往时,这时你要意识到你们之间的友谊有可能已经升华为了爱情。

二、大学生社交面面观

青春期是人生发展的一个特殊时期。由于这一时期性发育和性意识逐步形成,男女生会产生一种彼此要求接近的需要,产生互相吸引的心理,特别希望异性注意自己并有好感。向往异性是青春期的一种正常生理反应和心理现象,是人的情感世界中美丽而珍贵的内容。

（一）迷上他，是主动出击还是被动等待

随着时代的进步，越来越多的女生在遇到优秀男生时也会主动出击，而不仅仅只是等待着男生的垂青。其实，在恋爱阶段，由谁先发起追求并不重要，重要的是要理解爱情的真正含义以及需要承担的责任等，同时要清醒地认识到自己想要什么样的爱情。当然，女生在追求男生时要把握好火候，应该设置一个底线。

（二）亲密关系中的冲突

当亲密关系中的双方在情绪、偏好、目标和行为等方面出现差别或是相矛盾时就会发生冲突，当个体的愿望或行动实际上妨碍或阻止了其他人时也会发生冲突。冲突在人际交往中是不可避免的，但最终也会结束，其结束方式一般包括以下几点。①分离：双方冲突没有得到解决时一方或双方退出的方式，虽然分离能使双方暂时头脑冷静，但冲突没有解决，可能会影响未来的不合；②支配：冲突双方中一方停止了反抗而另一方得逞的方式，得逞方即是强势方，通常对这种结果感到满意，而容易造成停止反抗的一方对于支配感到反感，心中产生敌意和怨恨；③妥协：冲突双方通过降低期望找到了双方都能接受的办法，这种方式虽然暂时结束了冲突，但是双方利益都减少了而非得到满足；④整合式一致：冲突双方通过创造性、想象力等灵活地满足了双方最初的期望；⑤结构性改善：冲突双方不仅满足了双方最初的目标，而且还从中得到了学习和成长。

在双方发生冲突时，同时会引起一方或是双方的愤怒。那么为了更好地解决冲突，也需要学习如何掌控愤怒。首先，双方应该换一种思维方式，重新思考一下对方在不想故意伤害或惹恼你的情况下为什么会那样做，找到问题的关键所在；其次，不要在愤怒的时候与人交谈，通过深呼吸、离开使你愤怒的地方，放松身体，让自己慢慢平静下来；最后，以慷慨、宽容的心态来正确解决问题，而咄咄逼人的方式只会让对方也变得愤怒。

（三）亲密关系中的欺骗和说谎

无论我们是否意识到欺骗和说谎，在社会生活中它们会经常出现，即使在坦诚和信任的亲密关系中也不例外。在社会交往中，我们常常表示同意别人的看法，但实际并非如此，这些谎话是出于礼貌或是为了更友好地交往。在亲密关系中，人们也会对自己的亲密伴侣说很多谎言，特别是提到可能损害自己名誉或亲密关系时，往往会说更严重的谎言。

在亲密关系中说谎会损害彼此的信任，即使谎言没有被识破，也会破坏亲密关系的氛围，引起不必要的怀疑和猜忌，有时也会产生严重的后果。若谎言被揭穿，你的谎言在伴侣眼中很有可能就是背叛。

（四）亲密关系中的背叛

在亲密关系中,双方都期待对方可以全心全意爱着自己,但有时偏偏事与愿违,人们并不总是按自己所想或所期待的去做,甚至做出具有一定伤害性的事情,有悖于我们的期望。这时,我们会很痛苦地意识到伴侣不再像以前(或我们所认为的)那样爱、尊重或接受我们,这让我们觉得他们不像我们所想的那样珍惜两个人的关系。

当背叛发生的时候,尝试一下某些应对方式要比一味地委屈、怨恨好很多。比如说,直面背叛而不是否认它;以积极的方式对事情重新解释,把它当作个人成长的一次历练;向朋友寻求帮助、尽可能减少焦虑。但在亲密、有承诺的关系中,原谅更有可能发生,一方面是因为这样的关系使共情更容易产生,另一方面背叛者也更容易道歉。不过,与一般性的熟人相比,在深得信赖的亲密伴侣关系中,背叛所带来的伤害要更严重、更彻底。

三、正确面对已逝的爱情

（一）失恋后的心理状态

失恋,从心理学角度来说是恋爱中最严重的挫折之一。失恋者常常陷入紧张消极的心理状态,内心感到痛苦和焦虑、忧伤和愤怒、彷徨和惆怅,甚至茶不思饭不想、精神不振,以致影响身心健康和学习效率。在情绪受到破坏、身心受到折磨的情况下,往往使大脑调节处于一种应激状态,容易导致内分泌系统功能异常。如果失恋的人没有很好地调适,长期处在失衡状态,会严重地影响人的身心健康,有些人甚至因为失恋而放弃自己美好的人生。

1.绝望心理

这是失恋所带来的一种极端心理反应,尤其当处于热恋中的一方被另一方拒绝而分手时,被拒绝一方的绝望心理表现得格外强烈。失恋的人心理难以平静,这时他们为了保护自己免受更多的伤害,可能将自己与外界隔离,甚至可能发誓以后不再恋爱,对爱情绝望。

2.自卑心理

失恋会让我们对自己的人际吸引力产生极大的怀疑。尤其是女生在恋爱中大多是受到男友的呵护和宠爱,自我感觉甚好,但当恋爱失败时,自尊心和自信心大受打击,容易产生自卑心理。

3.报复心理

失恋是激情犯罪的一个常见起因。失恋后往往对伴侣中断恋情的行为不能理解和接受,易对其产生憎恶和仇恨的情绪,从而失去理智产生报复心理。特别是当一方不道德而导致失恋或恋爱进程明显受他人阻挠时,更容易使当事人产生报复心理。

4.悲愤、渺茫、消沉心理

失恋会让人终日沉浸在痛苦中,无暇自己的学业和生活,对往事点点滴滴的回忆,对曾经一起的快乐日子的留恋,触景生情时的悲伤,得到而又失去的温暖和幸福等,都让失恋的人备受折磨。有的人甚至长期沉浸在消极情绪中,变得性格古怪,难以接近;而有的人选择对自己的行为不加约束,放纵自己,借酒消愁,对他人的关心不予理解,严重的甚至导致精神分裂症。

5.反常消费、反常饮食心理

这种反常心理常发生在女生身上。有些女生在失恋后一反常态,大肆消费,购买一些以往不会购买的高档时装或高档饰品,出入高档美容或美发店等;有些女生在失恋后则会暴饮暴食。无论是反常消费还是反常饮食,其目的都是以此来发泄自己内心的痛苦与烦恼,把加大消费和饮食作为发泄内心积郁的方法。

6.自杀念头

有些人一旦恋爱,就会全身心投入爱情中,和现实世界脱离,失去了自我独立甚至基本的生活能力,像小孩一样依赖对方。一旦恋爱失败,会觉得天塌地陷,无法生存,不能再独立地生活,产生一了百了的自杀念头,极易走上轻生之路。

(二)失恋后的心理调适

失恋者精神遭受打击,被悔恨、遗憾、急怒、惆怅、失望、孤独等不良情绪困扰,可以选择一些合理的措施进行调适。

1.合理宣泄

失恋后,可通过合理的宣泄方法,改善自己的不良情绪,恢复我们的情感平衡,帮助我们从悲伤中走出来。例如,女生可以闭门痛哭一场来宣泄情绪、舒缓神经和放松身心;也可以找好朋友尽情发泄苦闷,获得朋友的理解和支持,并听听她们的劝慰和评说,这样心情会平静一些。男生可以用书面文字,如写日记或书信把自己的苦闷记录下来,这样便能释放自己的苦恼,并寻得心理安慰和寄托;还可以多参加体育锻炼和文化娱乐活动来消除心中郁结和心理压力,及时恢复心理平衡。

2.自我安慰

有时,失恋者可以适当运用挫折合理化心理做感情转移。一种常用的方法是"酸葡萄"心理,即为了缩小或否定个人求而不达的目标,说其目标有各种缺点。失恋后,昔日爱人的光环已褪去,对方的缺点也一一暴露出来,告诉自己,他/她并没有想象中那么完美。总之,"失恋总比结婚后再离婚要好得多",这样可减轻因失恋带来的痛苦。

3.升华

爱情固然是人生重要的组成部分,但并非人生的全部意义所在。人生如同一条长河,当站在高处俯瞰人生的意义时,就会发现爱情不过是长河中的一段插曲,不过是在人生某一阶段最使人感到心旷神怡的事情。生活的内容是丰富的,失恋者可以用理智战胜痛苦,把感情和精力投入充分实现自我价值、事业进取和对生活的热爱中去,通过追求理想和事业来弥合心灵的创伤。

4.认知调节

失恋后产生的不合理认知容易导致心理危机即产生自我否定,甚至对异性和婚恋产生悲观看法,因此失恋后双方都应该进行认知重组,例如:由质疑"自己不够好,所以被抛弃",代之以"两人不合适,所以选择分手";质疑"男人/女人没一个好东西",代之以"他/她只是想重新选择";质疑"我不可能再去爱别人",代之以"我今后的爱会更加成熟和理智";等等。

任何失败都会成为宝贵的经验,成为以后成功的基础。失恋确实会给人造成痛苦,但这种痛苦是个体成长的代价,只要学会去总结经验与教训,失恋就是让人因祸得福的一件事。

【本章小结】

1.人际吸引:指个体与他人之间情感上相互亲密的状态,即接近他人的愿望,它被看作是一种作用于两个人之间的力量,这种力量倾向于把他们拉到一起,阻止他们分离。按吸引的程度,人际吸引可分为亲合、喜欢和爱情。亲合属于较低层次的人际吸引,有亲合感的人可以在一起共事或共处,彼此没有深交也不感到厌倦;喜欢属于中等程度的人际吸引,是友谊的范畴;爱情属于最亲密的人际吸引,是友谊的最高级形式。

2.爱情三角理论:该理论认为爱情由亲密、激情和承诺三个基本元素组成,构成了无爱、喜欢、迷恋、空爱、浪漫之爱、伴侣之爱、愚昧之爱、完美之爱八种爱情类型。

3.当代大学生恋爱的特点:恋爱动机简单化;恋爱的自控力与耐挫力较弱;恋爱的不稳定性较大;恋爱观念开放,传统道德淡化。

4.网络时代大学生的性爱观:对婚前随意性行为的态度容忍度高;对不同性取向的态度逐渐改观;发生性行为的动机或理由纷繁复杂。

【思考题】

1.一段亲密关系是如何发生和发展的?

2.大学生如何处理好爱情与性的关系?

3.怎样看待高校大学生的婚前性行为?

4.如何应对亲密关系中的冲突、欺骗和背叛?

第八章

性功能障碍

【本章要点】

性功能障碍的概念;性功能障碍的分类;男性性功能障碍的常见类型及治疗;女性性功能障碍的常见类型及治疗。

【学习目标】

掌握性功能障碍的概念;初步了解各种常见性功能障碍的病因、症状及相应的治疗。

第一节
性功能障碍概述

一、性功能障碍的概念

世界卫生组织将性功能障碍定义为"任何一个个体不能参加到他或她所希望的性关系中",包括性欲低下、生殖系统反应消失、性高潮障碍、非器质性阴道痉挛等。简而言之,就是个体不能进行正常性行为或者在正常性行为中不能得到满足。维持正常性功能需要拥有健康的生殖器官、足够的性激素、健全的神经系统、健康的性心理、良好的精神状态、正确的性观念与性知识、适当的性刺激。当上述任何一个方面出现异常时,都有可能影响正常性生活的进行,从而影响性生活的质量。据统计,40~70岁的男性中有50%患有不同程度的性功能障碍,成年妇女患性功能障碍者也有30%~60%。

古时的《素女经》以及孙思邈的《备急千金要方》都提出正常的性生活有利于健康长寿。现代医学也证实,正常的性生活可使身心充实,可解除失眠之痛,有利于美容及松弛紧张情绪;性如果不能得到满足,可能诱发心脏病。从某种角度上讲,性功能是衡量身体健康与否的一杆秤。

二、性功能障碍的分类

　　按照性功能障碍发病的原因可分为生物原因和心理原因。前者引起性功能障碍的较少,主要包括:①由于生殖系统、神经系统、内分泌系统等器质性病变,比如性腺功能减退、前列腺炎、尿道炎、阴茎血管病变、阴道疤痕性狭窄、神经系统的肿瘤造成感觉运动等功能障碍;②药物因素引起的性功能障碍,即很多药物在治疗其他疾病时产生的副作用可造成性功能障碍,如降压药、利尿药等;③手术因素,如直肠癌手术、前列腺手术等导致神经的损伤或解剖结构的破坏也可能造成性功能障碍;④长期吸烟、大量酗酒或者吸毒也可能造成性功能障碍。心理原因引起的性功能障碍较多,这多半与患者的生活经历和生活环境有关,如缺乏合理有效的性知识教育、各种原因的负性情绪、不良的性体验经历、夫妻在性生活方面缺乏沟通,往往导致大脑皮层功能变化或性生活其他环节功能紊乱,从而造成性功能障碍。

　　另外,性功能障碍也可分为原发性性功能障碍和继发性性功能障碍。前者是指从初次性生活开始便出现的性功能障碍,后者是指有过一段满意的性生活后出现的性功能障碍。

第二节

男性性功能障碍

男性性活动是一系列的条件反射及非条件反射构成的复杂生理过程，包括产生性欲、阴茎勃起、性交、性高潮、射精五个环节，其中任何一个环节发生障碍，都会影响男性正常的生理功能，引起男性性功能障碍。其中，临床上最常见的类型就是勃起功能障碍和射精功能障碍。

一、勃起功能障碍

勃起功能障碍（Erectile Dysfunction，简称ED）是指阴茎持续（至少3个月）无法达到和维持足够的勃起以获得满意的性交全过程。在男性性功能障碍中勃起功能障碍最为常见，就是我们常说的阳痿。勃起功能障碍发病率与年龄有着明显的关系，总的趋势是随年龄增长而升高，因此在老年人中勃起功能障碍较为常见。在总的男性人群中约有1/3受到不同程度勃起功能障碍的影响。不能进行一个令人满意的性生活，往往会影响到两性间的亲密关系，也会使男性自尊受到打击。因此，在医学逐渐发展的今天，越来越多的男性开始注意自己在性生活方面的状况，疑惑自己是否有相关方面的问题，我们的大学生群体也不例外。

首先，广大男性同胞们最关心的是诱发勃起功能障碍的病因，我们要知道男性勃起的过程受到心理和生理因素共同调节，因此可能引起男性勃起功能障碍的因素主要分为以下两类：

心理因素：常见的引起勃起功能障碍的心理因素有很多，如既往心理创伤史等，都有可能是罪魁祸首，这种类型勃起功能障碍患者约占患者总人数的50%。

生理因素：①阴茎先天畸形，如阴茎弯曲、阴茎短小、严重包茎以及尿道下裂等；②手术，诸多盆腔及腹腔手术都有可能导致与阴茎勃起有关的血管或者神经不同程度的损伤，从而引起勃起功能障碍；③外伤，如脊柱受伤引起的截瘫、骨盆骨折或者阴茎尿道受损等；④内分泌疾病或药物作用，通常是由于与性生活有关的激素分泌异常，从而使生殖器官发育异常或者功能下降导致性功能障碍,如垂体、肾上腺或者甲状腺方面疾病,糖尿病,长期服用某些降压药、抗抑郁药、抗雄激素类的药物等;⑤神经性原因,中枢及外周神经性疾病或者损伤可导致勃起功能障碍;⑥吸烟或者酗酒等不良嗜好也可能造成勃起功能障碍。

其次,男性关心的是勃起功能障碍的诊断,临床上勃起功能障碍的确诊除了专科体格检查、相关激素和影像学检查外,还可以通过下面的评分表来进行直观的了解和评估。

请根据过去3个月内情况评估:

表8-2-1 国际勃起功能评分表(International Index of Erectile Function,IIEF-5)

项目	0	1	2	3	4	5	得分
1. 对阴茎勃起及维持勃起有多少信心?	—	很低	低	中等	高	很高	
2. 受到性刺激后有多少次阴茎能够坚挺地插入阴道?	无性活动	几乎没有或完全没有	只有几次	有时或大约一半时候	大多数时候	几乎每次或每次	
3. 性交时有多少次能在进入阴道后维持阴茎勃起?	没有尝试性交	几乎没有或完全没有	只有几次	有时或大约一半时候	大多数时候	几乎每次或每次	
4. 性交时保持勃起至性交完毕有多大的困难?	没有尝试性交	非常困难	很困难	有困难	有点困难	不困难	
5. 尝试性交时是否感到满足?	没有尝试性交	几乎没有或完全没有	只有几次	有时或大约一半时候	大多数时候	几乎每次或每次	
IIEF-5评分:							

一般而言,IIEF-5评分小于7分为重度勃起功能障碍,8~11分为中度勃起功能障碍,12~21分为轻度勃起功能障碍。

最后,男性关注的是勃起功能障碍的治疗。其治疗方面首先是要积极寻找引起勃起功能障碍的原发病并进行治疗,其次才是根据医生的指示选择合适的对症治疗措施。主要包括以下几种:①心理治疗,最重要的治疗方式,其目的在于消除紧张和焦虑,增加夫妻间沟通,补充性知识,改善性生活环境,几乎适用于所有类型勃起功能障碍患者的治疗;②最直接简单的治疗方式就是药物治疗,包括激素类药物、非激素类药物、中药、外用乳膏等;③真空缩窄装置(VCD),即阴茎助勃器,多适用于药物治疗不佳的老年人;④外科治疗,如假体植入、阴茎血管及海绵体相关手术等,多用于其他治疗方式无效的患者。

二、射精障碍

射精障碍（Defecfive Ejaculation），即男性在性兴奋高潮过程中精液不能正常排出的一种病理状态或射精无力现象，可分为早泄、不射精、逆行射精等。由于整个射精过程也是由神经内分泌系统、生殖器官和精神状况共同参与的复杂过程，因此射精障碍也可按照病因分为精神性射精障碍和器质性射精障碍。而射精障碍的患者不仅难以获得满意的性交过程，还易诱发频繁遗精，甚至可能导致男性不育，成为夫妻双方矛盾的导火索。

（1）早泄是指性交前阴茎进入阴道之前或刚进入就发生射精。通常是由于对性行为有心理创伤、性生活频率过高或进行频率过快、生殖系统炎症等引起。现阶段的治疗方法包括：①心理治疗和性技巧指导训练，这是改善早泄症状的基础治疗方法；②在专业人士指导下进行药物治疗；③使用避孕套也可降低性交时摩擦刺激，从而改善早泄症状。

（2）不射精是指性交时能够正常勃起但进入阴道时不能射精，甚至不能出现性高潮的现象。其诱因较多，有功能性因素，如过度紧张或者疲劳、错误的性教育或者性知识；器质性因素，如垂体、肾上腺、甲状腺及性腺方面疾病或者长期服用药物导致激素分泌异常，炎症或者畸形所致射精管梗阻等。不射精患者往往需要和逆行射精或者精液生成障碍患者相鉴别，前者射精后尿液中一般无精子成分，甚至在性交过程中无性高潮出现。治疗上首先应该注重排除心理因素方面诱因，劝解患者放松心态，其次可以使用电刺激、理疗或者药物治疗，如麻黄碱等改善射精能力。

（3）逆行射精是指在性生活过程中有性高潮和射精感，但精液最终进入膀胱，未经尿道流出的现象。往往是因为先天性或者后天原因，如手术外伤等，导致膀胱颈部损伤、关闭不全，或者尿道阻力增加导致。糖尿病或者长期服用α受体拮抗类降压药，也可能造成射精相关平滑肌功能受损，引起逆行射精。对于膀胱颈结构完整者可在专业人士指导下进行药物对症治疗，或者定期进行尿道扩张。对于膀胱颈不完整或者重度尿道狭窄患者，可进行膀胱颈重建术或者进行尿道狭窄切开术。对于有生育要求的患者，必要时可收集尿道内精液进行人工授精。

同时出现射精障碍的患者还应注意饮食清淡，少食辛辣助阳食物，加强运动锻炼，多与家人沟通交流，规律节制地进行性生活。

第三节

女性性功能障碍

　　女性性功能障碍是指在性反应周期中的一个或几个环节发生障碍,以致不能产生满意的性交所需要的性生理反应及性快感,或出现与性交有关的疼痛,从而不能参与或不能达到其预期的性关系,造成心理的痛苦。

一、性欲障碍

　　女性性欲障碍包括性欲低下和性欲亢进。

　　女性性欲低下指女性持续或反复存在对性生活的兴趣降低,甚至完全丧失。引起女性性欲低下的原因很多且较为复杂,大致分为精神心理因素、器质性因素、药物因素。精神心理因素在众多原因中占据重要地位,也是常见原因。与性伴侣之间的情感关系的好坏,对女性性欲有着很重要的影响,如果双方关系不和谐,带有厌烦,互有敌意,女方将失去对男方产生性活动的欲望。男方对于性生理和性心理知识的缺乏,不考虑女性的性生活特点,缺乏爱抚和性欲的激发,忽视性感区在性欲中的重要作用,也是导致女性性欲低下的重要原因。既往有被强奸等创伤性性活动的不良体验,常对性生活有一种恐惧心理,从而会影响性生活的自主性。自身过于忧愁、悲伤等不稳定情绪都可以降低女性的性欲。另外,害怕怀孕、性病,较差的居住环境及生活的压力,工作紧张也可降低性欲。器质性因素:几乎所有的全身性、慢性疾病,均可影响神经、内分泌、局部血流,因此都可引起性欲减退。也可因疾病导致身体状态欠佳或慢性疼痛,从而影响性欲,总之,心血管系统、消化系统、呼吸系统、运动系统、生殖系统等系统的各种器质性病变,都可能对性欲产生不同的影响。药物因素:现实生活中,我们可以使用某些药物治疗性功能障碍,但很多常用药物也可影响性功能从而导致性欲低下,如硝苯地平、山莨菪碱、西咪替丁等。但是,女性更年期以后,身体逐渐衰弱,情绪欠佳时,性欲也会减退,这不属于女性性欲低下。

性欲低下在临床上较常见，可分为完全性性欲低下和境遇性性欲低下，大多数完全性性欲低下者，每月仅进行性生活一次或不足一次，但在男方要求性生活时可被动服从；境遇性性欲低下是在某些环境或某些性伴侣的情况下发生。另外，根据从一开始就对性生活的兴趣或性生活的接受能力的程度可分为四级，Ⅰ级：性欲较正常情况减退，但可接受配偶要求；Ⅱ级：性欲原本正常，但在某一阶段或特定情况下才出现减退；Ⅲ级：性欲一贯低下，每月性生活不足两次，或虽超过这一标准，但系在配偶压力下被动服从的；Ⅳ级：性欲一贯低下，中断性生活6个月及以上。

性欲低下应该如何治疗呢？

心理治疗：进行性健康教育，使其对性健康知识和性生活有正确认识。和谐美满的性生活有利于感情的交流，促进身心健康，对有负性情绪以及既往不良性体验的患者，找到一个他们愿意信赖的专业的心理医生或亲朋好友听他们的倾诉，进行疏导和鼓励，安慰他们受伤的心灵，使其建立治疗的信心，消除顾虑。药物治疗：医学界到目前为止仍然没有找到理想的药物，但在必要时采取一定的药物治疗，可在一定程度上提高性欲。

性治疗：就目前来说，这是治疗性欲低下的最有效的方法。选择一些女性本人能够接受和感兴趣的相关资料，让她进入性角色，从而激发她受压抑的性本能。女方在做出努力的同时，男方也应该学习最基本的性知识和技巧，提高自己的性能力，与伴侣积极沟通，找到双方都能满意的方式和方法。另外还可进行系统脱敏治疗、中医治疗等。

女性性欲亢进，又称性欲过盛，是以性行为要求迫切为主要特征的疾病。导致性欲过盛的原因复杂，分为体因性和心因性，前者包括内分泌疾病，如垂体肿瘤；神经性病变，如脑炎；食物及药物的影响。后者包括精神心理因素，如躁狂症等。对性欲亢进者应积极治疗原发疾病，同时进行性健康教育，消除引起性欲亢进的社会因素，多参加文娱体育活动，将精力用到工作学习中去，使性神经得到适当的休息。

二、性唤起障碍

性唤起是指当我们想要进行性生活时体验到的身体和心理的变化。身体变化如阴道润滑、外生殖器膨胀、阴道外 1/3 变窄、阴道内 2/3 变宽、乳房肿胀、乳头勃起等变化。心理变化就是自己的注意力集中在性刺激和性快感上。性唤起障碍就是既没有性兴奋所引起的身体反应，也没有心理上的性快感。

引起性唤起障碍的原因可分为生理因素和心理因素。生理因素包括影响血管神经系统的疾病、药物或其他物质，如吸烟、过量饮酒、服用某些药物或毒品、患有较严重的糖尿病或心血管疾病等。心理因素有来自情绪的担忧、忧郁、焦虑、畏惧等，也可能使身体很难做出反应,从而影响性生活。创伤后应激障碍也可能影响性欲。另外,个体对其性伴侣缺乏吸引力,不舒适的性环境,性活动中的关注不够,以及僵化、狭隘的性态度都会妨碍性生活,性唤起也会被干扰。

对于性唤起障碍的不同表现形式,可将其分为:①原发性性唤起障碍,指性生活开始就从未获得满意的性唤起生理反应;②继发性性唤起障碍,指过去曾有正常的阴道润滑反应而现在却丧失了这种性反应能力;③完全性性唤起障碍,指在任何情况下或与任何性伴侣都不能获得性唤起反应;④境遇性性唤起障碍,指患者在某些环境中或与某些性伴侣始终不能获得性唤起生理反应。根据女性阴道的润滑或反应情况可将性唤起障碍分为4级:Ⅰ级,女性在性生活中有时或在某些特定境遇下出现阴道润滑不足或反应较慢的表现;Ⅱ级,女性经常出现阴道润滑不足或反应过慢的现象,对性生活有一定影响;Ⅲ级,阴道润滑不足或反应很慢,导致明显焦虑、不安;Ⅳ级,阴道严重润滑不足或几乎没有润滑反应,给性生活造成很大困扰,也令个人或对方不满。

性唤起障碍应该如何治疗?

心理治疗:现有的治疗方法有很多,并且不少患者可获得较好的疗效,对于错误的性观念者,应传授其科学的性知识,进行相应的性教育,提高其对性行为的正确认识,纠正不正确的观念和态度,从而消除错误的观念。鼓励接受治疗的夫妇注意增强相互间的心理情感交流,必要时可夫妻分开一段时间,有利于性欲、性唤起的恢复。

行为疗法:不能单纯只针对患者,应鼓励夫妻或性伴侣双方共同配合参与,开展性技术的学习和训练,创造和谐、新鲜的性生活方式、方法、氛围等,促进女方在性体验时的性表达,充分放松,提高性体验,以达到治疗的目的。具体方法是性感集中训练、生殖器训练以及无需求性交。

药物治疗:常常作为心理治疗的辅助措施,雌激素具有增强性欲和性功能的作用,睾酮具有唤起女性性欲的作用。另外,血管扩张剂、抗抑郁药等药物都可以根据每个人的具体情况来治疗性欲唤起障碍。

三、性高潮障碍

性高潮既是一种情感体验,也是一种身体体验。女性性高潮障碍是指女子有性要求,性欲正常,也可能有较强的性欲,但在性交过程中,虽然出现了正常的兴奋期反应,尽管受到足够时间和足够强度的刺激,仍不能出现或很难出现性高潮,仅有较低水平的性快感,故而得不到满足,这也是最常见的女性性功能障碍。

引起性高潮障碍的病因有器质性因素和精神-心理-社会因素。器质性因素:糖尿病、脊髓损伤或肿瘤等引起的盆腔神经受损;动脉硬化、动脉炎、血栓性疾患等导致的阴道血液循环障碍;甲亢、甲减等导致激素分泌紊乱的内分泌疾病;先天性异常或慢性阴道炎等妇科疾患。另外,长期大量饮酒或服用大量的中枢神经抑制药物也能引起性高潮障碍。精神-心理-社会因素:精神上的压抑、忧郁、紧张,使她们在性生活中不能完全放松,在性生活中注意力不集中、分心、缺乏情趣,导致性反应未能自然而强烈地表达,从而在性反应过程中受到极大的抑制;根深蒂固的错误观念,不懂性敏感区部位,视性行为不洁,怕在性生活中失态,不了解自己的性欲要求,不知道自己喜欢哪种性生活方式,以及不愿意与性伴侣沟通交流等都属于重要的心理因素;家庭环境缺乏隐私、害怕怀孕都可造成女性在性交过程中不能全身心投入,从而干扰性高潮的到来。

根据女性达到性高潮的程度或情况将性高潮障碍分为四类:原发性性高潮障碍,指从性生活一开始就从未达到性高潮;继发性性高潮障碍,指过去规律或间断性获得过性高潮,而现在却不能获得;完全性性高潮障碍,指在任何情况下与任何性伴侣都不能达到性高潮;境遇性性高潮障碍,指患者在某些环境下,或与某些性伴侣能达到性高潮,而在某些条件下又不能达到性高潮。

对于性高潮障碍的治疗,以心理治疗为主,并适当辅以行为治疗和药物治疗。主要包括:学习性健康知识,正确对待性生活,改变对性的态度,形成正确的性观念;消除负性情绪,建立和谐愉悦的气氛,加强夫妻之间的沟通,协调夫妻关系;学习享受自己的身体,学会主动追求配合。另外,手淫、用振荡器刺激、耻骨尾骨肌肉练习、学习性生活技巧、摸索适合自己的性交方式,都可促发性高潮。

四、性交疼痛

性交疼痛是指勃起的阴茎能够进入阴道,且在无明显器质性疾患的情况下,性交时或性交结束后,外阴部、阴道内部或下腹部、腰部感到轻重不等的疼痛,可持续数小时或数天。

引起性交疼痛的原因有精神性和器质性两大类。精神性因素:主要是由于缺乏性健康知识或性交经验,性交前准备工作不充分,如拥抱、接吻等;没有在视觉、嗅觉、触觉等方面进行充分的性刺激;男方强行性交,动作粗暴,造成焦虑、恐惧、疲劳、思想不集中等均会抑制女性的性兴奋;尚无性冲动,阴道渗出液少,润滑不足,从而导致性交疼痛。器质性因素:生殖器疾患如处女膜异常、阴道狭窄、前庭大腺囊肿;阴道炎、阴蒂炎、子宫颈炎、子宫内膜炎等炎性刺激;阴道周围的病变,如严重的痔疮、肛裂、直肠阴道瘘、尿道炎、尿道肉阜;口服避孕药、萎缩性阴道炎等导致润滑不足;外阴擦伤、处女膜破损或会阴修补术等都可能造成性交疼痛。

性交疼痛的分类：原发性性交疼痛，指从第一次性交开始就有疼痛；继发性性交疼痛，指原来有性交的快感，过了一段时间才出现疼痛；完全性性交疼痛，指性交疼痛出现在全部性交过程中；情境性性交疼痛，指疼痛仅发生在某些情境中或与不同性伴侣性交过程中；浅表性性交疼痛，指位于阴唇及阴道入口平面的性交疼痛；阴道性性交疼痛，指在阴道壁平面的性交疼痛；深部性性交疼痛，指阴茎顶入阴道深部时，引起疼痛。

性交疼痛的治疗方法：精神疗法，针对不同的情况采用不同的心理疗法，如果性知识缺乏，则进行性交常识方面的指导，应帮助其克服恐惧、紧张等情绪，消除诱发因素，如果夫妻关系不和，必须协调双方的关系。如发现器质性因素的存在，应针对疾病采用药物或手术治疗。

【本章小结】

1.了解性功能障碍的基本概念及分类。简而言之,性功能障碍就是个体不能进行正常的性行为或者在正常性行为中不能得到满足。按照性功能障碍发病的原因可分为生物原因和心理原因。前者占多数。

2.了解男性和女性性功能障碍的常见类型及相应的治疗。通过学习使大学生能够对各种常见的性功能障碍的诱因、症状和治疗具备初步的认识。

【思考题】

1.男性性功能障碍的常见分类。

2.勃起功能障碍的治疗方式。

3.女性性功能障碍的常见分类。

4.性欲障碍的治疗方式。

第九章

性心理障碍

【本章要点】

性心理障碍的定义；性心理障碍的发病原因；常见性心理障碍的类型。

【学习目标】

了解性心理障碍的定义；了解性心理障碍发病的生物因素、心理因素及环境因素；掌握常见性心理障碍的类型。

第一节

性心理障碍概述

在人类社会中，人们普遍把以生殖为目的的男女性交作为最合理、最正常的性行为方式，而把与社会环境相背离的异乎寻常的性行为视为是违背道德、有伤风化、损害身心健康的性变态，甚至是犯罪行为。这样的认识就是对的吗？显然答案并没有那么简单，那么如何正确认识性心理障碍呢？

一、性心理障碍概念

由于人类性行为受社会文化和历史的影响，不同国家、种族和社会集团对性行为的看法不同，故性心理障碍更为准确的解释是性行为或性心理明显偏离正常的一组心理障碍，其表现为对性的观念、情感反应、态度或行为违反了个人所处历史阶段、社会文化环境所理解或可接受的标准，导致了其性兴奋的唤起、寻求性欲满足的对象、两性行为的方式有别于正常的性活动。其共同特征常体现为对正常人不能引起性兴奋的某些物体或情景，对性心理障碍者却起着性兴奋作用，从而导致正常的性行为方式受到干扰甚至破坏。值得注意的是，性心理障碍者在与性无关的一般精神活动中适应良好，无明显异常。

二、性心理障碍的原因

目前全世界对导致性心理障碍的原因和机制并没有统一的结论,不同类型的性心理障碍既有共性也有个性,但大致认为是生物、心理、社会因素等共同作用的结果。

(一)生物学因素

国内有学者对性心理障碍的归纳研究认为,性心理障碍的生物学因素大致如下。

1.遗传因素

有许多学者认为性心理障碍跟遗传因素有可能相关,尤其是易性症。有假说认为Y染色体降低了男性胎儿的生长速度,提示在出生时男性胎儿没有女性胎儿成熟,使得男性在后面形成性心理障碍的可能性较女性大。

2.激素水平

有研究者认为每个人体内都存在两性激素,当两性激素水平失调时,则可能会产生性取向的变化。如女性的雄激素水平越高,则女性成为双性恋及同性恋的可能性越大,男性则相反。既往研究显示,在特定发育关键时期,较高水平的雄激素或雌激素可能会使女胎儿男性化或是男胎儿女性化,也有人认为胎儿的雄激素水平可能影响其成年后大脑对性活动的控制能力。

3.脑组织解剖

有假说认为,人的大脑具有偏向女性发展的倾向,只有在男性分泌大量睾酮后才向男性发展,但此假说尚未得到验证。目前的研究发现,额叶、颞叶、下丘脑等可能与性心理障碍的形成有关,如颞叶受损可能导致恋物癖、恋尸癖等,具体机制尚不明确。

4.神经因素

性心理障碍可能与大脑半球的不对称及下丘脑边缘系统的异常有关,优势大脑半球的神经病理改变和丘脑-垂体-内分泌的异常密切相关。

生物学因素在某些性心理障碍中有一定作用,但是经历较长时间的研究,这些生物学原因、生物基础始终未能得出一个确切的证明和公认的结论。仅仅具备生物学因素并不一定表现出性心理障碍。人的性心理活动是生物、心理和社会因素共同作用的结果,这三个因素中生物学因素是性心理障碍的发病基础,具备了生物学基础后,叠加特定的一些心理、社会因素时,个体就更加容易导致性心理障碍。

（二）心理因素

1.精神分析学派理论

经典的精神分析学派认为，人类一切本能的最基本的东西是"力比多"，是与生俱来的，最具有活力的一部分，它源于本我，遵循"快乐原则"，而这种性心理障碍是由于在性心理的发展过程中受到挫折所导致。精神分析学派认为早期经验、象征行为、认同/对抗均在性心理发展过程中发挥重要作用。

（1）早期经验。从精神分析学派心理防御机制方面解释，若儿童早期遭到恋母情结时的阉割焦虑（如遭受惩罚、躯体损害）和分离焦虑（如母爱剥夺、遭受遗弃）的威胁没能得到很好的解决，在无意识中持续发挥作用，当患者成年后受某些因素的触发，在两性问题的解决发生挫折或遭遇困难时，为了缓解这种焦虑，让心理冲突趋于平静，就会运用心理防御机制使性心理退回到儿童早期发展还不成熟的阶段，采用幼稚、不成熟的性表达方式（如暴露阴茎、把玩生殖器、偷窥异性洗澡等）表达出来，使得正常性心理发展受到阻碍，性的生殖功能不能整合为一种成熟的发展方式，而发展出性心理障碍。

（2）象征行为。象征字面意思可以解释为用具体的事物表示某种特殊意义，其作用在于用间接方式表现或代表一种直接而隐晦的动力，从精神分析的角度，象征在于消除心理上的抑制，使想表现而又无法表现的概念可以自由表现出来。性爱的象征范围很广，甚至排泄物（粪便、尿液）、分泌物（汗水、白带）都可以形成眷恋物（如恋粪癖）。在性心理障碍中，异常的性行为常象征攻击性，以此表达儿童早期受到处罚或遭受耻辱的体验，例如在性心理障碍中常见的性施虐可以看作是攻击性和对异性的仇恨态度的象征；性受虐则是为了摆脱罪恶感而进行自我惩罚的象征。

（3）认同/对抗。在性心理障碍中，对女性认同的典型表现比如异装癖、性别认同障碍；对抗女性的典型表现比如露阴癖，通过暴露生殖器的行为来显示患者本人并非女性，证明本人实际上并未被阉割。

精神分析学理论对性心理发展时期、阶段提出了重要见解，是有价值且有重要意义的，但是精神分析学派过于强调个体发育的早期经验在形成性心理障碍行为中的作用，仅以儿童期经验解释成年后的成熟人格和行为模式是远远不够的，至于心理在社会化过程中如何发展变化，以什么样的形式和如何持续保留在成人的心理和行为中至今仍值得探讨。

2.行为主义学派理论

行为主义理论认为只有性高潮是先天性的，不能通过学习获得，其他与性有关的均是通过学习而获得的，性心理障碍也是后天习得的异常行为模式。

以条件反射为主，一些与性无关的刺激物，偶然引起高强度的性兴奋，经过多次反复强化后逐渐形成了条件反射，最后形成性心理障碍行为。比如 Rachman（1966）的一个经典实验，他在一位男性受试者面前反复呈现一种女鞋形象的图片，紧接着呈现一种能引起性兴奋的女性的图片，在多次反复强化以后，只要是出现女鞋的图像该受试者就会产生性兴奋，这一实验提示和证明了恋物癖的条件化形成机制。反复强化在性心理障碍行为中常起关键作用，但是有时仅一次强烈的性兴奋也可以形成牢固的病理性联系，此类情况多发于青春期。

3.整合理论

有学者提出了整合理论模式，他们主张对不同理论可部分地整合在一起来解释性心理障碍。认为性心理障碍产生的原因可能是个体童年早期生活的首次性经历、性虐待；也可以是对别人性心理障碍行为的模仿学习；家庭和社会的性教育欠缺或方式不当；社会文化的不良影响；个体性观念的形成；不良性行为。由于社会和家庭对性的狭隘认知、信念，对性的态度和行为模式，儿童的不良性行为不能及时说出来和被讨论，独自承受内心的煎熬，导致不能得到及时帮助和纠正，致使不良的性行为持续加深被逐渐察觉，但到那时往往已经形成牢固的"沉疴"而难以被纠正，伴随患者一生。有的性心理障碍者可能最开始是有罪恶感的，但由于强烈的性快感和未被察觉的侥幸心理，性心理障碍者逐渐改变原有的正确信念和认知，而认为性偏离也是可被理解和接受的，或认为性心理障碍行为是受到别人喜爱和欢迎的。

（三）社会/环境因素

①正常的异性恋受挫。比如失恋，性欲的不满足、夫妻之间性生活不和谐等。

②重大的负性生活事件。比如丧亲、生意失败、学业压力、家庭矛盾、家庭暴力等所导致的负性情绪也与性心理障碍有一定关系。

③儿童早期遭受来自家庭的不良因素。父母的不良性示范作用，比如父母和异性子女不适当的同寝、同浴，可以对儿童造成潜移默化的影响；父母出于对自己愿望的满足对孩子错误的异性期盼、对子女进行不恰当的异性装扮会给子女造成心理暗示作用；父母不检点的性行为成为子女的坏榜样；父母不恰当的性教育和性观念；儿童早期遭受成人的性侵犯、性虐待等造成性创伤体验等都可能会导致性心理障碍。

④性教育的欠缺或者方式不当也是一个很重要的因素。因为人们对"性"狭隘的理解，导致学校性教育成为教育的短板，儿童青少年对性知识缺乏但又充满好奇，加之不良社会文化的影响，一些色情网站、色情物品、淫秽图书图像等，最终使青少年深受其害。

第二节
常见的性心理障碍

一、性偏好障碍

性偏好障碍（Sexual Preference Disorder）是指采用偏离正常的行为来达到性兴奋，获得性满足，其特点是：违背社会普遍可接受的观点；在性行为的过程中可能会对他人造成伤害；有自我痛苦的体验，痛苦常来自社会的态度，自己的性渴求和道德准则之间的冲突或是知道会对他人造成某种身体或心灵的伤害。此类异常在儿童期少见，常见于青春期以后的青少年或成人，且男性明显多于女性。主要分为以下几类：

（一）恋物症

恋物症（Fetishism）多见于男性，患者所恋物品常是贴近女性身体的且被女性使用过的物品，尤其是接触性器官的用品，患者将其作为获取性满足的刺激物。

恋物症者所恋物品没有直接的性内容，通常和性兴奋或性满足联系在一起作为性刺激物，可以引起患者强烈的性满足，比如胸罩、内衣、内裤、卫生巾、鞋子、袜子、手套、手帕等。有的恋物症患者则体现为对女性身体的某一部分，比如手、手指甲、脚趾、头发的迷恋，这部分患者还会在拥挤的公共场所借机抚摸女性的头发，甚至剪下头发并收藏起来作为性刺激物。他们通常对未曾使用过的物品难以唤起性兴奋，往往是对那些经女性使用过且直接接触性器官，甚至是又脏又旧又破的物品（如带经血的卫生巾）极感兴趣。

由于多为女性私密物品，通常只有通过异常的渠道才能收集到，比如千方百计的偷窃行为，若看见女性拥有的贴身物品后窥探时机去盗取，往往不择手段。偷窃行为一般无任何经济目的，而是在手淫或性交时使用以增加性兴奋。

患者一般通过抚摸、闻嗅、舔尝这些物品，有时伴有性幻想、阴茎勃起和手淫，也有的患者在进行性行为时由自己或对方持有此物品,以此达到性兴奋、性高潮,获得性满足。这种性满足完全脱离了与异性性对象的身心统一性,他们不在乎物品的主人是谁,而是把性兴奋局限在某种物品或性对象身体的某一部分,成为"只爱头发、爱手、爱脚、爱内衣,而不爱人"的人。同时,患者一般不会直接采用性侵犯的方式侵犯女性。

此处需注意,对刺激生殖器官的性器具的爱好不属于恋物症;或者有的人对心爱之人用过的物品(如梳子、枕头)也偶尔会有抚摸、闻嗅的想法或行为,但只要没有达到迷恋且造成性兴奋程度的都不算是恋物症。

《中国精神障碍分类与诊断标准(第三版)》(以下简称"CCMD-3")中将恋物症的诊断标准规定如下:①在强烈的性欲望与性兴奋的驱使下,反复收集异性使用过的物品。所恋之物是极重要的性刺激来源,或为达到满意的性反应所必需。②至少已持续6个月。

(二)异装症

异装症(Transvestism),也称异性装扮癖或异装性恋物症,是恋物症的一种特殊形式,指对异性衣着特别喜爱,有反复穿戴异性着装、配饰的强烈愿望或行为,以此达到性幻想、性唤起、性兴奋或性满足的行为。

这部分患者通常都是异性恋者,并没有厌恶自己的解剖性别和尝试改变自己性别的解剖生理特征的愿望;多数可拥有正常的异性恋爱和婚姻关系,能与异性有正常的性生活,但有时需要穿着异性服装才能引起性兴奋和达到性满足,一经满足便可脱去异性服装。这部分患者的配偶常因不能接受这种行为而选择结束婚姻。

异装症和恋物症有相似之处,其主要目的都是在于引起性兴奋,最终达到性满足;性别取向基本为异性恋;都可以有收集异性物品、异性服饰或穿着异性服饰的行为。但它们两者实质是不同的,恋物症者主要是收集异性用过的贴身物品作为性唤起的刺激物,偶尔会有穿着异性服装并引起性兴奋的行为,但他们不一定经常穿,是偶然性行为。但异装症者他们会收集女性用品,多是衣物、鞋子、饰品等整套服饰,并将其穿在身上来作为性唤起的对象,而且这是一种经常性行为。

近年来,国内外都有女性过分喜欢穿着男性服饰的现象,几乎不喜好穿着女性服饰,不喜欢化妆,穿着打扮男性化,但是她们并不是为了获取性兴奋和性满足,而是出于喜欢男生性格的刻意模仿;或者来自从小父母的教养方式;或是希望通过这种方式防止被男性欺负。均不能仅凭此轻易做出诊断。

CCMD-3中将异装症的诊断标准规定如下:①穿着异性服装以体验异性角色,满足自己的性兴奋;②不期望永久变为异性;③至少已持续6个月。

(三)恋童症

恋童症(Pedophilia),也称恋童癖,是指成年男性以未成年的异性或同性为获得性满足的一种性心理障碍,常通过猥亵、性交作为常用的或偏爱的甚至是唯一的性满足方式。常见于成年男性,又主要以中年男性为主。

恋童症者多是受害儿童的家庭成员、亲戚、朋友、邻居或熟人,陌生人较少。据报道,约2/3的受害儿童为8~11岁女孩,也有小于3岁的幼儿。

有人认为恋童症者仅为男性,但也有少数成年女性恋童症者。他们常常采用一些精心策划的方式引导儿童与自己发生性关系,如用糖果、金钱甚至威逼等手段引诱儿童就范,并精心编造一些美丽的语言为自己的行为开脱,他们通常采用窥视、猥亵、爱抚儿童阴部,也有口淫、手淫、拥抱接吻、鸡奸、腿间性交、手指插入以及强迫他们进行性行为以获得性满足。事发后,出于"家丑不可外扬"等方面的考虑,他们的行为很少被揭发,也很少受到法律制裁。有数据显示,约仅有15%的案例被揭露,对受害儿童的身心造成了严重的伤害。

根据临床特点,可将恋童症者分为三大类:

①固定型恋童症。这类患者对成年人不感兴趣,在青年期、成年早期或成年期几乎没有和他人建立、维持过良好的人际关系,只愿与儿童交往并且只有在与儿童相处时,性方面才会觉得舒适。他们猎取的对象一般都是很熟悉的,如邻居、朋友甚至亲戚的孩子。相处过程是循序渐进的,首先是与这些孩子玩耍,带她们看电影、逛公园、买东西给她们吃,在获得孩子的信赖后逐渐与孩子建立起友谊,进而才发生有关性方面的接触。

②回归型恋童症。这类患者青春期发展大多是正常的,表面上看起来与常人也没有什么差异,能与他人建立良好的人际关系,有过正常的恋爱史,有的或已经有家室。但是,当生活、工作、家庭等方面出现压力或遇到重大精神刺激后,就可能致使其丧失正常的性表达方式,且永久不能恢复。这类患者引诱的对象大多是不熟悉的儿童,其行为带有冲动性,同时有的人还伴有酗酒的现象。

③攻击型恋童症。这类患者的攻击对象主要是儿童,他们由于各种原因心中充满愤怒、冲动,而存在一种攻击心理,想借助于折磨儿童、性虐待发泄出来。有研究结果显示,受害者约在14岁左右,多为女童,恋童症者往往会采用各种残忍和变态的手段来蹂躏儿童的某些器官,还会强迫儿童满足他们的各种变态性要求,对儿童身心伤害巨大。这类患者与施虐狂很相似,他们追求的不是正常的性快感,而是通过异常的性行为来发泄畸形的情感。

（四）露阴症

露阴症（Exhibitionism）亦称"露阴癖"，指反复在不适当的环境下，在毫无准备的陌生异性面前暴露自己的生殖器，引起异性紧张情绪，以获取性兴奋，从而达到性满足的性行为。该症几乎仅见于男性，多为未婚青年人。如果在中老年人群中首次出现，应疑为重性精神疾病或器质性疾病继发所致。

露阴行为具有仪式化的特点。患者常选择在黄昏或不太黑暗的夜晚，在街头巷尾、公园、影院、学校附近人不多的地方；或者十分拥挤但又有路可逃的公共场所；也有的白天站在住房的门口、窗口、偏僻角落等。

受害者的情绪及行为反应在患者的性满足中发挥了重要作用。当对方感到震惊、惊恐不已、羞辱或对其耻笑辱骂时，患者达到性的满足。一旦性满足后便迅速逃离现场，一般不会进行进一步的性侵犯，也不一定有图谋不轨的心理。这有别于强奸犯的露阴挑逗行为及进一步的性侵犯。如果遇到有的异性，对露阴者的行为表现出冷淡或无动于衷，反倒令露阴者大为扫兴。

其发作频率少则数月或一年一次，多则数日一次。大部分露阴症者性功能低下或缺乏正常性功能，有的明确表示对性交不感兴趣。

露阴症通常由女性受害者报案而发现，为性心理障碍分类中最多见的类型，相关报道在精神病司法鉴定案例中约占28.6%。露阴行为的受害者一般为16岁以上的女性。

我国学者钟友彬认为露阴症在病理本质上是儿童式的性行为，其发病是这些幼稚性行为的延续或在遇到挫折时的再现。幼年性冲动是该病的内心驱动力。

CCMD-3中将露阴症的诊断标准规定如下：①具有反复或持续地向陌生人（通常是异性）暴露自己生殖器的倾向，几乎总是伴有性唤起及手淫；②没有与"暴露对象"性交的意愿或要求；③此倾向至少已存在6个月。

（五）窥阴症

窥阴症（Voyeurism）亦称窥淫癖、窥阴癖，指反复窥视异性下身、裸体或他人性活动，以获取性兴奋，以达到性满足的性偏离行为，俗称"目淫"，可当场手淫或事后回忆窥视景象同时手淫，以获得性满足。几乎仅见于男性，年龄在20~40岁。患者一般性格内向、害羞、缺乏与女性正常接触交往的交际方式，正常性生活不满意或存在性功能障碍。

窥视者为了偷窥以防受害人或他人发现，他们可以将身体长时间置于一种极不舒服的姿势，例如有的长时间潜伏在臭气熏天、肮脏的厕所里；或忍受蚊虫叮咬伏在房梁上、阳台及窗户边窥视。但他们并不企图与受害人性交，除了窥视行为本身之外，一般不会有进一步的攻击和伤害行为。

窥视者一般对公开或公众性的异性暴露，如游泳、温泉、体育艺术表演等无明显性兴趣，对配偶、性伴侣的裸露也没有什么兴趣。

窥阴者与道德败坏者不同。他们明知自己的行为违背社会公德，但又欲罢不能、屡改屡犯，行动之后常伴愧疚和罪恶感，常因多次作案受到社会舆论的谴责而深深自责，内心痛苦但又无法克制自己的行为，会出现各种精神抑郁现象。

社会人群中有些人由于偶然的机会偷看异性洗澡、上厕所或观看淫秽音像制品、画册并获得性的满足，不属于本诊断。

CCMD-3中将窥阴症的诊断标准规定如下：①反复窥视异性下身、裸体，或他人性活动，伴有性兴奋或手淫；②没有暴露自己的意向；③没有同受窥视者发生性关系的愿望。

（六）摩擦症

摩擦症（Frotteurism）又称为摩擦癖、挨擦癖，指习惯性地在拥挤的场所通过摩擦异性身体或者接触异性身体，甚至用性器官碰触女性身体，以此获得性快感或性满足的异常性行为。男性多见，反复发作，给患者和受害者均带来很大的耻辱感，但是明知会造成严重的后果，内心痛苦却克制不住强烈的性欲望和渴求而屡次作案，常被当场抓获，引起公愤，甚至被送至公安部门受到惩处。

患者在作案时选择的场所多为拥挤的公共汽车、火车、地铁、商场、电梯、电影院等公共场所，反复向异性靠拢，紧密接触和摩擦异性身体。这些异性也是患者经过选择的，年轻、面容和身材姣好者，而且是不认识的异性。

摩擦部位多为生殖器区，也有以手或臂肘及其他部位作为主要摩擦部位的，受害者被触摸摩擦的部位多为手臂、乳房、臀部、会阴部及腿部等地方。大多数情况下是隔衣进行接触摩擦。在摩擦的过程中出现性兴奋、性高潮，并射精，大部分摩擦症者会将精液射在自己内裤上，但也有将精液排泄在被摩擦者衣服上的情况。

社会人群中个别男性青年在公共场所中偶然触碰到女性的身体部位而出现阴茎勃起或射精不能诊断为摩擦症。摩擦症者一般不会有暴露生殖器的行为，也没有与被摩擦对象进行性交的欲望。若有进一步的企图强奸对方甚至进行性侵犯就不是摩擦症。

CCMD-3中将摩擦症的诊断标准规定如下：①反复地通过靠拢陌生人（通常是异性），紧密接触和摩擦自己的生殖器；②没有与所摩擦对象性交的要求；③没有暴露自己生殖器的愿望；④这种行为至少已存在6个月。

（七）施虐症与受虐症

1.施虐症（Sadism）

施虐症是指在性生活中，向性对象同时施加肉体上或精神上的痛苦，以此获得性满足的变态性行为。有的施虐症患者将施虐活动局限于幻想中，有的则表现在行为上，通过捆绑、鞭打、抓、咬、针刺、电击、火烫、拧等行为制造疼痛，在对方的痛苦中获得性快感，甚至将施虐变成满足性欲所必需的方式。也有的体现为精神上的施虐行为，如强迫讲淫秽言语、侮辱、学狗叫等。有的还会造成伤残或死亡，少数施虐症者会发展成为色情杀人，患者从杀害性对象、奸尸，或在强奸过程中杀死性对象的行为中获得性满足，甚至取代性交活动。此类患者大多见于青年男性。性虐待行为多数发生在性交之前，少数发生在性交之后。此类患者可能在童年期就有虐待动物的历史，后逐渐发展成为性虐待，可伴有反社会和攻击性人格。

有的患者对自愿的性伴侣施加虐待，这些自愿被施加受虐的人多为受虐症患者，自愿承受施加的痛苦或侮辱；也有的是对非自愿者施加虐待，如对配偶、专门从事性服务者进行性虐待，以此获得性满足。

在正常的性生活过程中，有时在达到性高潮时也会出现轻度的打骂、捏掐、压按、口咬或伴有淫秽言语，以此增强性快感，最终通过性交达到性满足。如果没有给对方造成过重的伤害和痛苦且不是靠这些行为唤起性兴奋的，都属于正常性行为。这里需要与此区分，性虐待是施虐症者通过对性对象的虐待行为导致对方明显痛苦，在对方的痛苦之中感受性快乐，以增加性快感，或作为性满足的唯一方式，可不需要通过性交获得性满足。绝大多数施虐对象是非自愿的，许多人因种种原因被迫接受，以至于施虐者的虐待程度逐步升级，造成对方性器官损伤、肢体骨折，甚至死亡。

2.受虐症（Masochism）

受虐症是指在性生活中，主动要求性对象对自己施加肉体上或精神上的痛苦，以此获得性满足的变态性行为。只有施虐活动成为最重要或者必备的性满足条件时才能诊断为受虐症，其性满足与是否直接进行性交无明显关系，而是与受虐的方式密切相关。

在精神层面想象被强奸、谩骂、羞辱；行为上要求对方用针刺、切割乳房、捆绑、勒颈部等方式对待自己；有些受虐者还通过闻嗅、舔尝性对象衣服或身体的污物，如尿液、粪便来获取性兴奋；有时还会进行自我伤害甚至导致死亡。

施虐症和受虐症常常是相互伴随出现的。施虐症患者以男性居多。受虐症者男女均有，常见于女性异性恋者，也见于男性同性恋者。男性患者通常有性功能障碍（如阳痿），性格怯懦、自卑，不能与女性建立正常的异性恋关系，有的还仇视女性。女性患者多为癔症性人格障碍。

CCMD-3中将施虐症与受虐症的诊断标准规定如下：①一种性活动偏爱，可为接受者（受虐狂），或提供者（施虐狂），或两者兼有，并至少有下列一项：疼痛，侮辱，捆绑；②施虐-受虐行为是极为重要的刺激来源或为满足性欲所必需；③至少已持续6个月。

二、性别认同障碍

性别认同障碍（Gender identity disorder），是指对自己的解剖性别及心理身份的不认同，甚至是完全颠倒。此类疾病多发生在男性，在发病率上男女比例约为3：1。主要表现为强烈而持久的对异性身份的认同，深信自己是真正的异性，对自己解剖性别的厌恶，以及强烈希望通过某些方式（如手术和激素等）改变自己的解剖性别。性别认同障碍的人群通常以异性身份自居，如男性会模仿女性的生活方式，如化妆、穿胸衣、穿裙子、穿高跟鞋，说话语气跟语调也跟女生相仿；同样，女性也会让自己在生活方式上，如说话、穿衣打扮、行为等方面，尽量与男性一样。他们都希望周围的人按他们在上述生活中体验到的性别接受自己，认同自己的异性性别。相反，由于大多数人及社会对其行为不接受，导致性别认同障碍者常常伴有明显的焦虑、抑郁情绪，严重时有可能出现消极想法及行为（如自杀、自伤等）。

另外，性别认同障碍需与异装癖、同性恋相区别。异装癖是通过变装（如穿女性的衣服、丝袜、高跟鞋等）产生性兴奋而获得满足感，而性别认同障碍则是为了使自己更像异性而穿戴女性服饰，其不会产生性兴奋，相反，其会厌恶自己的自然生殖器。

性别认同障碍产生的原因可能有多种，目前尚无十分明确的定论。在生物学因素方面，其可能与胎儿在母体妊期内激素分泌异常、出生前的激素环境、大脑组织结构等相关；在心理学因素方面，其可能与幼年时期的生活经历相关，如有的父母在孩子小时候违背孩子客观性别事实，按照自己的意愿去打扮、教育孩子，使孩子对自己的性别认知产生异常从而导致性别认同障碍。

第三节

性心理障碍的诊断与治疗

性心理障碍的诊断主要依据患者本人的主要临床表现、生活经历、体格检查及实验室检查所决定，我们需通过常规检查血常规、肝肾功、甲功、性激素等来排除器质性疾病所引起的上述症状，另外心理测验如明尼苏达多项人格调查表（MMPI）、症状自评量表（SCL-90）、艾森克人格问卷（EPQ）等，也可以为我们提供参考。

性心理障碍具有以下几点特征：①患者在性唤起、性冲动、性活动的过程中，出现性对象选择、性行为方式的明显异常，且这种异常是不易改变及纠正的；②上述行为对社会及他人是有害的，对个人也会带来许多社会、心理问题，但患者控制不住；③患者对自己的行为是有自知力的，他们清楚地知道自己的行为是不符合社会道德规范的；④患者一般社会功能适应良好，并无突出的人格障碍及精神病症状；⑤患者智力正常。

性心理障碍的治疗相对来说比较困难，由于性心理障碍倾向刚出现时，其行为的隐秘性、私密性，或只表现为正常性行为的某些过分的情况，一般不易引起人们的重视，导致不易被及时发现，错过了最佳的治疗时机。等情况继续发展下去，引发严重的不良影响之后再治疗，常为时晚矣，此时治疗的难度就大很多了。故性心理障碍的治疗强调早期、及时、彻底的治疗，这样不容易导致复发。

性心理障碍患者一般不会主动求医，他们认为自己的行为是自然的、个人的、与别人无关的，他们从中会获得快感，这种行为对他们来说是快乐的。但是他们的行为往往会给其带来许多社会、心理问题，如损害他们的社会人际交往，浪费他们的时间等，他们大多数是因为家庭和社会的压力所迫被动求医的。当然也有部分患者具有强烈的求治欲望，希望摆脱现状，这类患者的治疗效果要好很多。目前对性心理障碍的治疗措施主要有药物治疗、心理治疗、手术治疗、行政司法处理等方式。

性心理障碍治疗效果的好坏与患者的求治动机、病程长短、严重程度等有关，尤其与患者是否具有强烈的求治愿望、病程持续时间有明显关系。如个人求治愿望不强，或者病程持续时间过长，那么治疗效果会较差。通常性心理治疗有较大的个体差异。

【本章小结】

1.性心理障碍是性行为或性心理明显偏离正常的一组心理障碍，其形成原因可涉及生物、心理、社会因素等几方面。

2.性心理障碍分为两类，分别为性偏好障碍、性别认同障碍。诊断时需符合其相应的诊断标准。

3.性心理障碍的治疗方法大体上包括药物治疗、心理治疗、手术治疗、行政司法处理等。性心理障碍的预后与患者的求治愿望、病程长短等有关，有较大的个体差异。

【思考题】

1.名词解释：性心理障碍、恋童症、露阴症、摩擦症。

2.性心理障碍有哪些类型？发病原因有哪些？

3.发现自己迷恋某物品怎么办？

4.遇到露阴症患者应如何应对？

第十章

性与疾病

【本章要点】

各种疾病对性功能的影响;基础疾病在一定程度上导致性功能障碍;艾滋病的病因及流行概况;艾滋病的传播途径、临床表现及诊断治疗;艾滋病的预防;毒品及其危害;毒品预防。

【学习目标】

了解各种内科、外科疾病及性病对性功能的影响;认识疾病中的性之外延;理解性在疾病中的变化和价值,在战胜病魔的同时找回自信;了解艾滋病流行概况、传播途径、诊断、治疗知识;了解我国艾滋病的防控策略,熟悉艾滋病预防措施;了解毒品种类、危害及其预防;理解高校性健康教育中艾滋病及其防控知识以及毒品预防知识的重要性。

第一节

性与内外科疾病

一、性与内科疾病

(一)性与高血压

高血压分为原发性高血压和继发性高血压。因继发性高血压病因及发病机制较复杂,其对性功能的影响不单一,本节主要讲述原发性高血压对性功能的影响。原发性高血压是一种常见病、多发病。

1.高血压患者发生性功能障碍的原因

高血压患者发生性功能障碍的概率较同龄正常人偏高,这主要与以下几点原因有关:

(1)高血压本身对性功能的影响。高血压易引起动脉粥样硬化,使性器官供血不足,对女性阴蒂、男性阴茎的勃起造成影响，还会导致女性阴道干涩、性交困难等，从而引发性功能障碍，影响伴侣之间的性生活和谐。随着病情的加重，性功能障碍也会越来越重。

（2）降压药物对性功能的影响。虽然降压药能治疗高血压，但降压药对性功能的影响尚不明确。部分降压药被证实可以改善性功能。因此，某些降压药物能在控制血压的同时不影响性功能。总之，在高血压的药物治疗中，应该从整体出发，不能一味追求性生活质量而不严格遵医嘱治疗。

（3）心理因素。部分高血压患者认为性功能障碍是服用降压药物后产生的副作用，没有认识到高血压本身可对性功能产生影响。甚至有患者担心治疗会影响性功能而不敢就医，从而耽误了最佳治疗时机，形成恶性循环，进一步影响性功能。部分患者知晓患有高血压后，会产生焦虑、抑郁等不良情绪，甚至担心剧烈活动等会加重病情，他们就会刻意避免性行为，导致性欲降低。事实上，心理因素不仅会影响高血压患者的性生活，同时也会影响健康人士的性生活。

（4）遗传因素。在高血压患者中，只有部分患者出现性功能障碍，这与遗传因素有很大相关性。

2.高血压患者性生活注意事项

高血压患者的血压高于正常水平，而性交过程中血压也会升高，故高血压患者在性交时，有发生心肌梗死、猝死等风险，因此高血压患者在进行性生活时应注意以下几点：①合理安排性生活的时间及频率，要在病情稳定的时候才能进行适当的性生活，并且次数不宜过多，情绪及动作不宜过激，时间不宜过长；②若性生活过程中出现头晕、头痛、呼吸困难等情况，应立即暂停性行为，并及时就医；③若在服用降压药期间出现性功能障碍，应先排除心理因素，再咨询医生调整用药；④树立正确的认识，认识到服药既能降低血压，也可能带来一定的副作用。

（二）性与冠心病

冠心病又称缺血性心脏病。性行为的反应周期分为兴奋期、平台期、高潮期、消退期，其中，高潮期的性兴奋达到顶点，全身肌肉收缩，包括心肌，这时心肌的血流量增加。如果心肌缺血则会导致心律失常、心力衰竭甚至猝死。

1.冠心病患者发生性功能障碍的原因

冠心病患者性功能下降不是由心脏的器质性病变所引起。导致冠心病患者性功能改变的原因如下：

（1）心理因素。冠心病患者在剧烈活动后，其胸痛等症状会加重，导致其对性行为产生惧怕心理，从而刻意减少性生活。精神过度紧张导致性欲下降、性功能障碍，同时患者及其配偶在性交过程中因种种顾虑而影响各自的心理及性行为的进行。可见，心理因素是造成性功能障碍的主要原因。

（2）药物因素。部分治疗冠心病的药物可能会引起性功能减退，但没有相关的研究确切表明治疗冠心病的药物会造成性功能障碍。

2.冠心病患者性生活注意事项

冠心病患者在进行性生活时应该注意以下几点：①心肌梗死患者在发病后的1~2个月内应禁止性生活，以促进心脏功能的恢复。②冠心病患者的配偶和医生应该重视患者对心绞痛的陈述。有极少数患者的病情极重而没有疼痛感，他们常常误以为病情很轻而在过激的性行为活动中猝死。③务必遵医嘱服药。不可为了缓解心绞痛症状而在性交前服用止痛药物，这种行为不仅会影响性活动耐量，还很有可能造成无法挽回的不良结局。④医生应加强冠心病患者的性健康教育，告知患者在性交时应该采取放松的体位，避免用力过猛和时间过长。同时帮助患者树立战胜病魔的信心。

（三）性与糖尿病

糖尿病是以血糖升高为特征的代谢性疾病，以多食、多饮、多尿、体重减轻为主要表现，简称"三多一少"。近90%的糖尿病患者存在不同程度的性功能障碍，主要表现为性欲减退、性高潮消失、勃起功能障碍、早泄等。

1.糖尿病患者发生性功能障碍的原因

（1）代谢紊乱。糖尿病是一种代谢紊乱性疾病，患者通常会并发一系列神经系统病变，如阴道和阴茎末梢神经损伤，出现感觉障碍，无法进行正常的性交活动。糖尿病患者还会合并微血管改变，导致性器官血流量减少，进而引起勃起功能障碍。

（2）心理因素。糖尿病患者大多存在内分泌功能代谢紊乱，但性激素水平没有明显变化，尤其是雄激素，所以对性欲基本不产生影响。所以大多数糖尿病患者性欲低下的主要原因是心理因素。糖尿病同高血压、冠心病等慢性病一样，需要终身服药，这大大增加了他们的心理负担，使他们产生焦虑、烦躁等负面情绪，对性生活失去兴趣。

（3）感染因素。糖尿病患者易并发周围血管病变，使局部组织发生感染，并且感染后伤口难以愈合。若泌尿和生殖器官被感染，则容易产生性交痛，引起性欲下降，多见于女性患者。

2.糖尿病患者性生活注意事项

对于糖尿病引起的性功能障碍,要排除其他系统器官病变导致的性功能障碍,及时就医,但是控制血糖对治疗性功能障碍并没有明显疗效。有些扩张血管的药物可对男性勃起功能障碍有所缓解,对于女性患者来说可以局部用润滑剂等药物改善阴道干涩症状。对于心理压力较大的患者,应及时咨询心理医生,以控制病情、缓解心理压力。

(四)性与甲状腺疾病

1.性与甲状腺功能亢进症

甲状腺功能亢进症简称甲亢,是指甲状腺腺体本身产生甲状腺激素过多而引起的疾病,主要临床症状有易激动、烦躁失眠、心悸、乏力、怕热、多汗、消瘦、食欲亢进等。甲亢引起性功能改变的发病机制较复杂。有关甲亢引起的性功能改变形式多种多样,近一半的男性患者出现勃起功能障碍,多数患者出现性欲下降,少数患者出现性欲亢进,极少数患者性功能没有明显变化。甲亢经药物或手术治疗好转后,患者性功能也会得到一定改善,但若过度治疗则会造成甲状腺功能减退,从而引起性功能减退。

2.性与甲状腺功能减退症

甲状腺功能减退症简称甲减,是由各种原因导致的甲状腺激素缺乏或甲状腺激素抵抗而引起的疾病,主要临床表现有畏寒、乏力、嗜睡、记忆力减退等。若甲减在幼儿及儿童中发病,则称为呆小症和幼年型甲减,体格和智力发育迟缓,性器官发育延迟;若甲减在成年人中发病,则称为成年型甲减。由于甲减患者处于低代谢状态,所以绝大多数患者有性欲减退症状,近一半的男性患者存在勃起功能障碍,大多数女性患者出现性唤起障碍,而这些症状只有在甲状腺功能恢复后才能得到改善。

(五)性与病毒性肝炎

病毒性肝炎是肝炎病毒引起的常见传染病,分为甲、乙、丙、丁、戊、己、庚型肝炎。其中,乙肝发病率最高、难以治愈,且可通过性传播。乙肝患者也存在不同程度的性功能障碍。

1.乙肝患者发生性功能障碍的原因

(1)乙肝患者激素水平变化。乙肝患者特别是肝硬化患者,体内雌雄激素比例失调,易引起早泄、勃起功能障碍等性功能减退。

(2)性回避。由于缺乏防护意识,担心相互感染,所以刻意回避性行为。

（3）体力减退。乙型肝炎急性期主要有发热、乏力、恶心、呕吐、食欲减退等表现，患者往往体力减退；患者一系列症状导致患者精神紧张、焦虑、悲观，从而导致性欲减退。

2.乙肝患者性生活注意事项

（1）定期注射乙肝疫苗。

（2）性交时使用质量优良的避孕套，以避免乙型肝炎病毒的传播。

（3）处于肝炎急性期时，最好不进行性生活。否则容易影响患者本人的身体恢复，还存在传染伴侣的风险。而慢性期的肝炎患者，在各项肝功指标均正常或不明显异常的情况下，可以进行正常的性生活。

二、性与外科疾病

（一）前列腺手术对性功能的影响

前列腺疾病会导致性功能障碍，如性欲减退、勃起功能障碍、射精过快等。前列腺疾病的治疗也会导致性功能障碍。前列腺手术易损伤与性功能有关的血管及神经束。即使术中注意保护前列腺两侧的血管神经束，术后仍会有1/3患者出现勃起功能障碍。但是，前列腺手术后患者出现的性功能障碍并非主要由手术引起，而主要是因为心理因素导致，使患者对性生活失去信心和兴趣。因此，术前术后性伴侣应给予患者更多的支持和关爱，增强患者性生活的信心，同时医务人员在术中务必注意防止损伤与性功能有关的血管及神经束，降低性功能障碍发生率。

（二）睾丸手术对性功能的影响

睾丸是产生精子和雄激素最主要的器官，双侧睾丸切除术后对性功能有较大影响。青春期前切除双侧睾丸可致永久性的性功能障碍，因为雄激素缺乏可导致性器官无法发育完全，也不会有正常的性生理反应。成年人切除双侧睾丸可能会出现性欲下降，这是因为雄激素水平下降，但肾上腺仍能分泌一定量的雄激素代偿，所以部分患者没有明显的性欲变化。患者出现的勃起功能障碍与睾丸切除无关，因为阴茎勃起只与相应的血管和神经有关，并不受睾丸支配，只要神经系统和阴茎内勃起组织正常，患者仍会有勃起。

一侧睾丸切除后,由于对侧睾丸的代偿,生育能力和男性功能没有明显变化。但是部分患者因为失去一侧睾丸而对自己性能力持怀疑态度,出现心理障碍,从而影响性功能。

(三)直肠手术对性功能的影响

在过去,直肠手术常常过度追求切除范围而忽视了术后患者生存质量,包括患者对性的需求,尤其是术中常损伤盆腔自主神经,导致阴茎勃起功能障碍及射精功能障碍,严重影响术后生活质量。因此,保护性功能成为直肠手术所追求的新目标。

(四)输精管结扎对性功能的影响

输精管结扎是目前男性节育方式之一,由于具有安全、有效、方便等特点受到人们青睐。结扎手术理论上并不会影响精子产生、雄激素生成、阴茎勃起等性功能,但很多患者在术前会出现性功能障碍主要是因为对手术畏惧、焦虑。绝大多数患者在结扎后立即恢复勃起功能。术后并发症的发生也是导致性功能障碍的一个因素,例如感染、痛性结节、附睾炎等。术后并发症在一定程度上影响了患者术后性生活,从而影响性功能。若术后出现性功能障碍,应该积极寻求专业医师的治疗。如果诊断结果是心理因素所致,患者应该主动调节自己的心态,必要时寻求心理医生帮助。

(五)子宫切除术对性功能的影响

子宫是女性重要的生殖器官,子宫切除术是治疗子宫疾病的常见手段,而切除子宫会对女性性功能造成一定影响。子宫切除术会结扎子宫动脉,从而也阻断了由子宫动脉发出的卵巢动脉,而卵巢动脉供应卵巢40%~70%的血供,影响卵巢功能,进而影响性功能;患者术后心理压力较大,尤其是焦虑、自卑等不良情绪严重影响性功能,但患者是有性能力的。因此,必要时患者可在康复期寻求专业的帮助。

(六)卵巢手术对性功能的影响

卵巢是女性分泌激素的重要器官,主要分泌雌激素,与性功能密切相关。因卵巢疾病或根治手术切除卵巢后,由于雌激素水平突然降低,会对性兴奋及性功能造成影响。值得一提的是,绝经后女性卵巢仍然是分泌雌激素的重要器官。故手术尽量保留一侧卵巢或者部分卵巢组织,对女性生理、心理健康是有极大帮助的,当然,对女性性功能维持也有裨益。

（七）乳腺手术对女性性功能的影响

乳房是女性重要的第二性征，也是女性美的象征。因疾病切除乳房不仅给女性生理造成伤害，对心理上的打击也是不容忽视的。失去乳房的女性在一定程度上具有自卑和不自信的心理，认为会被丈夫嫌弃，进而回避性行为，压抑自己的性心理，如此恶性循环终究导致患者性功能减退。所以，对于切除乳房的患者，术后应该疏导患者使其积极自信；另外也应加强夫妻交流与理解，共同应对，这样对于患者性功能的恢复是有积极作用的。

第二节
常见性传播疾病及其防治

　　性传播疾病是指主要通过性接触、类似性行为及间接接触传播的一组传染病,常见的性传播疾病有梅毒、淋病、艾滋病、生殖道衣原体感染、尖锐湿疣、生殖器疱疹、软下疳及性病性淋巴肉芽肿等。性传播疾病不仅可以引发泌尿生殖系统病变,也可波及全身各个组织和器官。

　　性传播疾病种类较多,发病率高,危害大,因此对性传播疾病的高危人群进行健康教育、筛查及防治是很有必要的。以下分别介绍五种发病率较高的性传播疾病的临床表现及防治措施。

一、梅毒

(一)病因

　　梅毒是由梅毒螺旋体引起的侵犯多系统的慢性全身性传染性疾病,该病几乎可以累及全身各个器官。

(二)传播途径

　　梅毒的唯一传染源是梅毒患者,其皮损、血液、唾液、精液、乳汁中均有梅毒螺旋体存在。因此可通过性接触、输血及交叉使用血液制品或针剂等传播,还可以通过胎盘及脐带静脉由母体传播给后代。

(三)梅毒分期及临床表现

　　根据传播途径的不同分为先天性梅毒和后天(获得性)性梅毒;根据病程不同分为早

期梅毒和晚期梅毒。获得性梅毒分为三期，即一、二、三期梅毒。

一期梅毒：以硬下疳和硬化性淋巴结炎为主要临床表现，一般无全身症状。

二期梅毒：是在未经治疗或治疗不彻底的一期梅毒基础上，梅毒螺旋体由淋巴系统进入血液循环，播散到全身，引起皮肤黏膜及系统性损害。皮疹为二期梅毒的主要表现，以斑疹、丘疹多见，脓疱疹少见。

三期梅毒：一般发生在感染后3年（最早2年，最晚20年）。主要表现为心血管梅毒、神经梅毒、结节性梅毒疹和梅毒性树胶肿。

（四）防治措施

预防措施：①加强梅毒的知识宣传及防护措施，提倡使用避孕套；②加强婚前、产前检查，严格进行血清学筛选；③重点筛查一期梅毒，做到早发现、早治疗，防止其进一步传播；④严格遵守献血、输血筛查制度，避免血液传播；⑤孕妇一旦发现被感染，应及时接受治疗，避免传染给胎儿；⑥注意个人安全卫生，坚持安全性行为，避免性接触传播。

治疗措施：对于患有其他性传播疾病、6周内有不洁性接触者以及梅毒患者的性伴侣应常规进行梅毒血清学筛查。驱梅治疗的原则是早期、及时、足量、足疗程、正规。青霉素是首选药物，其优点是疗效好、疗程短、毒性低、一般无耐药性，性伴侣也要同时治疗，且治疗期间禁止性生活。治疗后应定期随访，进行体格检查、血清学检查及影像学检查以观察疗效，一般至少坚持随访3年。

二、淋病

（一）病因

淋病由淋病奈瑟球菌（又称淋球菌）感染引起，主要临床表现为泌尿生殖系统化脓性感染。淋病奈瑟球菌主要侵犯黏膜，引起局部充血、水肿、化脓、疼痛等局部急性炎症，若不及时治疗，可转变为慢性炎症。

（二）传播途径

淋病主要通过性接触传播，淋病患者是主要传染源。少数可通过含淋病奈瑟球菌的分泌物或被污染的用具等传播，妊娠期女性患者感染可累及羊膜腔导致胎儿感染。

（三）临床表现

淋病可发生于任何年龄，但多发于中青年人群，潜伏期也具有传染性，一般为2~10天，平均3~5天。5%~20%的男性可无任何临床症状，60%的女性感染后无明显临床症状。

1.男性淋病

急性尿道炎：累及前尿道炎的早期症状为尿道口轻度瘙痒、灼热、红肿，2~3天后加重，有薄黏液体流出，伴有尿痛及腹股沟淋巴结肿大。后尿道受累时，主要表现为尿频、尿急、尿痛，可出现终末血尿，会阴部坠胀，可并发前列腺炎、附睾炎等。

慢性尿道炎：自觉症状减轻，尿道内仅有轻度痒感、灼热、刺痛，清晨尿道口有少量"糊口"，挤压有少量分泌物，伴有腰痛及会阴部坠胀，常并发前列腺炎、精囊炎等。尿道炎持续症状在2个月以上。

2.女性淋病

60%以上的女性淋病无症状或症状轻微，急慢性症状不易区分，因很少就医而被漏诊。女性淋病好发于宫颈和尿道，主要表现为尿频、尿急、尿痛，尿道口红肿，有脓性分泌物，白带多，下腹痛。

3.儿童淋病

女童淋病多与间接接触了被淋病奈瑟球菌污染的物品有关，表现为尿频、尿急、尿痛，外阴红肿，有脓性分泌物。新生儿淋菌性结膜炎主要经产道感染，主要临床表现为出生后2~3天眼结膜充血、眼睑水肿，大量脓性分泌物，若延误治疗可导致角膜溃疡，引起穿孔，甚至失明。

4.非性器官淋病

口淫、肛交可引起淋菌性咽炎、肛门直肠炎。

（四）防治措施

预防措施：提高自身的性道德；加强防护措施，提倡使用避孕套；注意患者的衣物、洗漱用品、卫浴等不得与其他人共同使用；患者及性伴侣同治；孕妇一旦发现感染，及时治疗，避免传染给胎儿；淋病孕妇新生儿常规予以红霉素眼膏防止发生新生儿淋菌性结膜炎。

治疗措施：淋病的治疗方案要根据病情不同采取个体化治疗，早期诊断、早期治疗、规则用药，可达到治愈的目的。目前世界卫生组织推荐的首选抗生素为头孢曲松钠。淋病治愈的判断标准是:在治疗结束后4~7天做淋病奈瑟球菌涂片和培养结果均为阴性,在治疗结束后的2周内无性接触史,症状和体征全部消失。

三、尖锐湿疣

(一)病因

尖锐湿疣是由人类乳头瘤病毒(HPV)感染引起的,人是人乳头瘤病毒唯一的宿主。HPV-6、HPV-11主要引起尖锐湿疣,HPV-16、HPV-18、HPV-45、HPV-56为最常见的致宫颈癌高危型。

(二)传播途径

人乳头瘤病毒主要通过性交传播,也可通过接触污染物品间接传播。

(三)临床表现

尖锐湿疣好发于性活跃的中青年。潜伏期为3周至8个月,平均为3个月,以20~29岁年轻妇女多见,常表现为外阴赘生物,也可累及肛周、阴道和宫颈,男性多见于龟头、冠状沟等处。尖锐湿疣起初为散在或簇状增生的粉色或白色的顶端尖锐的小乳头状疣,随着病情的发展,逐渐增大可呈菜花状或鸡冠状。尖锐湿疣有典型的外观表现,通过肉眼即可诊断。对体征不典型者需进行辅助检查以确诊。

(四)防治措施

预防措施:坚持安全性行为;一经发现及时治疗,避免传染他人,性伴侣同治;注意患者个人卫生与隔离。

治疗措施:目前的治疗手段尚无法根除人乳头瘤病毒,以手术切除外生性疣体为主,局部药物及物理治疗,改善症状及体征,同时需排除其他性传播疾病。性伴侣要同治。

四、生殖器疱疹

（一）病因

生殖器疱疹是由单纯疱疹病毒（HSV）感染引起的生殖器及肛门皮肤溃疡的性传播疾病，具有慢性、复发性及难治愈等特点。

（二）传播途径

单纯疱疹病毒主要存在于皮损渗液、精液、前列腺液、宫颈及阴道的分泌物中，主要通过性接触传播。有皮损症状的患者传染性强。

（三）临床表现

生殖器疱疹分为原发性和复发性两种，主要表现为生殖器及肛门皮肤散在或簇集小水疱，破溃后形成糜烂或溃疡，并伴有疼痛，随后结痂自愈。原发性生殖器疱疹潜伏期为2~14天，平均3~5天，常伴腹股沟淋巴结肿痛、发热、头痛、乏力等全身性症状，病程一般为2~3周。

（四）防治措施

预防措施：坚持安全性行为；一旦发现及时治疗并避免性生活；妊娠期生殖器疱疹一经确诊应行剖宫产。

治疗措施：生殖器疱疹易复发，尚不能彻底治愈。临床主要采用抗病毒治疗，以减轻症状，缩短病程，防止继发感染。

五、艾滋病

（一）病因

艾滋病（AIDS）也称获得性免疫缺陷综合征，是由感染人类免疫缺陷病毒（HIV）引起的以人体 CD4[+] T 淋巴细胞减少为特征的进行性免疫功能缺陷，疾病后期可继发各种机会性感染、恶性肿瘤和中枢神经系统病变的综合性疾患。

人类免疫缺陷病毒对热敏感，在 56 ℃环境下 30 min 即失去活性。对消毒剂和去污剂亦敏感，比如漂白粉、乙醇、异丙醇、乙醚、双氧水等处理 5 min 能灭活病毒。人类免疫缺陷病毒对紫外线、γ 射线有较强抵抗力，较难经其灭活。

感染人类免疫缺陷病毒后尚未发展到艾滋病阶段的个体称为人类免疫缺陷病毒感染者，发展到艾滋病阶段的称为艾滋病患者。随着人类对艾滋病认识的不断提高，特别是 2015 年后全球提倡对所有诊断的人类免疫缺陷病毒感染者提供抗病毒治疗，因此，不再强调人类免疫缺陷病毒感染者与艾滋病患者的区别。

（二）传播途径

人类免疫缺陷病毒主要存在于艾滋病病毒感染者/艾滋病患者的血液、精液、阴道分泌液、伤口渗出液、组织液和乳汁等体液中，任何能够引起体液交换的行为，都有传播艾滋病病毒的可能。已经证实的传播途径有以下三种：

1.性接触传播

男女异性性接触以及男男同性性接触传播是目前全球艾滋病传播的主要途径，全球大约 70% ~ 80% 的感染者是通过性接触传播。艾滋病性接触传播的概率与许多因素有关，如性伴数、性伴的感染状态、性交方式、生殖道炎症及性行为过程中是否有保护性措施等（如是否使用安全套）。一般来说，性伴数越多，感染的概率越大；性伴处于艾滋病感染早期和发病期具有更高的传染性；肛交是最危险的性接触行为，因为直肠黏膜由单层柱状上皮细胞组成，较脆弱，易发生破损，且呈弱碱性环境，利于艾滋病病毒存活。性行为的被动方（即接受精液的一方）受感染的概率大于主动方（即插入方）；患有性病，尤其是造成生殖器溃疡的性病如梅毒、生殖器疱疹、软下疳等，可使单次性接触的危险性增加 2 ~ 10 倍。

2.血液传播

输入污染了人类免疫缺陷病毒的血液或血液制品（如第Ⅷ因子）、移植或接受了艾滋病病毒感染者的器官/组织或精液、与注射吸毒者共用未经消毒的针具，都有感染人类免疫缺陷病毒的风险。共用注射器吸毒曾经是我国部分地区艾滋病的主要传播途径之一。

此外，使用未经严格消毒的手术器械、针具等可造成医源性传播。医护人员在提供医疗服务时发生意外，被艾滋病病毒感染者/患者的血液、体液污染黏膜或破损的皮肤时，或被污染的针头刺破，也有感染艾滋病病毒的危险。

3.母婴传播

感染艾滋病病毒的母亲,通过妊娠、分娩和哺乳,有可能把艾滋病病毒传染给胎儿/婴儿。在未采取预防措施的情况下,母婴传播率为20%～45%。

(三)临床表现

人类免疫缺陷病毒主要侵犯人体免疫系统,导致人体免疫细胞数量不断减少并出现功能异常,如不经治疗,最终将导致人体免疫功能严重缺陷,引起各个器官系统机会性感染(由于免疫系统功能低下,感染了艾滋病病毒的人难以抵抗传染病,称作"机会性感染")或肿瘤的发生。

中华医学会《中国艾滋病诊疗指南(2018版)》,将艾滋病病毒感染和发病的全过程分为急性期、无症状期和艾滋病期。

(1)急性期。通常发生在初次感染艾滋病病毒2~4周,大多数患者临床症状轻微,或持续1~3周后可自行缓解,临床表现没有特征性,与病毒性感冒类似,如轻微的头痛、肌肉酸痛、咽痛或发热等。急性期感染者具有很强的传染性。

(2)无症状期。感染者可从急性期进入无症状期,或者没有明显的急性期症状而直接进入无症状期。此期持续时间一般为6~8年,其时间长短与病毒感染的数量、感染途径、机体免疫状况的个体差异、营养条件和生活习惯等因素有关。此期缺乏特异性症状,因此容易被忽视。无症状期感染者具有传染性。

(3)艾滋病期。这是患者感染艾滋病病毒,并最终导致机体免疫功能明显受损,出现机会性感染和肿瘤的时期。此期临床表现复杂,可出现持续发热、体重减轻、持续性全身淋巴结肿大等相关症状,以及因细菌、其他病毒、寄生虫等各种病原体侵入人体导致的机会性感染,可表现为累及中枢神经系统、呼吸系统、消化系统、血液系统等多种病变。同时,由于机体免疫功能低下,艾滋病患者罹患恶性肿瘤的风险也显著增高。艾滋病期患者具有传染性。

(四)防治措施

(1)艾滋病的诊断。需结合流行病学史(包括不安全性行为史、静脉注射吸毒史、输入未经人类免疫缺陷病毒抗体检测的血液或血液制品、职业暴露或其他艾滋病暴露史等)、临床症状和人类免疫缺陷病毒抗体检测阳性结果。其中人类免疫缺陷病毒抗体检测是人类免疫缺陷病毒感染诊断的"金标准",目前在各级医疗卫生机构和疾控机构均可使用血液、口腔黏膜渗出液及尿液样本进行人类免疫缺陷病毒抗体检测。

（2）艾滋病的治疗。经过全世界科学家30余年的不懈努力，艾滋病已经从一种致死性的传染病转变为可以有效治疗的慢性传染病。1996年以来，使用高效的抗病毒药物治疗（也称为"鸡尾酒疗法"）已经让全球数千万的艾滋病病毒感染者/艾滋病患者重享健康。

2004年起，我国实施"四免一关怀"政策（"四免"指的是为农村居民和城镇未参加基本医疗保险等保障制度的经济困难人员中的艾滋病患者免费提供抗病毒药物；在全国范围内为自愿接受艾滋病咨询检测的人员免费提供咨询和初筛检测；为感染艾滋病病毒的孕妇免费提供母婴阻断药物及婴儿检测试剂；对艾滋病患者的孤儿免收上学费用。"一关怀"指的是将生活困难的艾滋病患者纳入政府救助范围，按照国家有关规定给予必要的生活救济）。有效的艾滋病药物治疗可以抑制患者体内人类免疫缺陷病毒复制，使病毒降至检测不出的水平，患者的免疫功能得到恢复和重建，机会性感染和肿瘤的发生率明显降低，并能够显著减少人类免疫缺陷病毒的二代传播。目前，已有省份形成省–市–县–乡–村艾滋病治疗网络，患者可向当地医疗卫生机构咨询并获取治疗及随访服务。

【本章小结】

病毒性肝炎是肝炎病毒引起的常见的传染病,分为甲、乙、丙、丁、戊、己、庚型肝炎。其中乙肝发病率最高且难以治愈。乙肝患者主要存在以下几点性方面的问题:肝病患者激素水平变化导致性功能改变、性回避、精神及体质改变导致性功能改变。艾滋病是由感染人类免疫缺陷病毒引起的以人体 CD4$^+$ T 淋巴细胞减少为特征的进行性免疫功能缺陷,疾病后期可继发各种机会性感染、恶性肿瘤和中枢神经系统病变的综合性疾患。艾滋病是全球重要的公共卫生问题,其传播途径已经证实的有血液传播、性传播和母婴传播三种。

【思考题】

1.关于内科疾病对于性功能的影响,除了考虑疾病本身对于激素和血液的影响之外,还要考虑哪些因素?

2.列举六种主要的性传播疾病。

3.艾滋病的传播途径有哪些?

第十一章

性取向

【本章要点】

性取向的定义和影响因素;同性恋、双性恋和无性恋的概念;性少数群体的心理健康状况。

【学习目标】

明确性取向的定义;了解同性恋、双性恋和无性恋的概念;了解性取向的影响因素;了解性少数群体的心理健康状况;减少对性少数群体的歧视与污名。

第一节
性取向概述

一、性取向的定义

性取向(Sex Orientation)简称性向,又称性倾向、性指向、性位向、性定向等,是指个体对异性、同性或者两性产生强烈的情感和性的吸引,并能够与其建立亲密关系或性关系的一种持久模式。

早期,人们在界定性取向时仅仅考虑了性行为。例如,金赛作为最早对人类性取向进行实证研究的学者,他将性行为作为界定性取向的标准。他认为,绝对的异性恋就是指经常与异性发生性行为,绝对的同性恋就是指经常与同性发生性行为,而双性恋则是指与异性和同性均会发生性行为,且频率相当。后来有研究人员指出,对于性取向的界定还应该关注心理层面,因为一个人的行为并不总是和他的心理保持一致,例如,一位男同性恋者可能由于种种原因而没有与同性发生过性行为,但是他依然可以被同性所吸引并确认自己是同性恋者。所以,对于性取向的界定除了要关注性行为外,还要关注性吸引、性偏好等心理维度。

而上述提到的异性恋、同性恋、双性恋,是几种比较常见的性取向类型。此外,还有部分研究人员将无性恋视为第四性取向。

二、与性取向相关的概念

在性取向的概念中,涉及一些与性相关的概念,它们对于更好地理解性取向有很大的帮助,所以有必要对其中的一些重要概念进行说明。

(1)性身份,是指个体在性方面对自我身份的认同。

(2)性唤醒,是指在性活动中或者活动前的期待中对性欲的唤起。性唤醒有一系列生理和心理反应。对于男性,性唤醒会导致生殖器的勃起,而对于女性则较为复杂,会导致女性乳头、阴唇等部位的充血和阴道的湿润。影响性唤醒的因素主要包括生理刺激和心理刺激,例如抚摸、身体内部荷尔蒙的变化等。

(3)性偏好又称性兴趣,是指个体在性方面的偏好、喜好或者感兴趣的人或事物,显示了个体会对什么样的人或者事物产生性唤醒。性偏好主要强调个体的内心感受和想法而非实际行为。

性行为,相较于性偏好,是指个体实际发生的与性有关的行为。性行为并不一定与性身份或者性偏好一致。此外,性行为并非指狭义的男女性交,任何异性或者同性间的亲吻等都属于广义的性行为。

第二节

同性恋

在我国五千年的文明历史中，正史和野史都有关于同性恋现象的大量记载，例如，"分桃"（春秋）、"断袖"（汉代）、龙阳君（战国）、安陵君（战国）等。其他国家或民族亦然。对于这个相对数量较少但绝对数量较多的少数群体，他们的生存状况和一些基本的权益诉求应该得到社会的关注和重视。

一、同性恋的定义

同性恋作为一种性取向，是指个体仅对同性产生强烈的情感和性的吸引，并能够与其建立亲密关系或性关系的一种持久模式，其英文写作 homosexuality。homo 这一词根的本意是希腊文"同样"之意。

虽然在不同的历史时期里、在不同的社会文化中同性恋现象都是普遍存在的，但是同性恋这一概念的出现却比较晚。随着19世纪对人类个性发展和人类性行为研究的开展，人们才正式开启了对同性恋现象的研究，从而有了同性恋这一概念。而具有这种性取向的个体便被称之为同性恋者，即只对同性产生爱恋和性欲的个体。

二、同性恋是一种疾病吗

同性恋不是一种疾病。数年的科学研究和临床经验让国际上主流的医疗和心理健康组织得出了一致的结论：包括同性恋在内的少数性取向并不是疾病，而是人类性行为中的正常部分，无论是与同性还是与异性成为伴侣，都是人类正常的结合方式。所以，将同性恋视为一种疾病的偏见已经被国际上的主流观点所摒弃。例如，1990年5月17日[①]，世界卫生组织正式将同性恋从精神病名册中去除，认为同性恋是人类性取向中的一种正

---

① 每年的5月17日是"国际不再恐同日"。

常类别，同性恋既不是精神病态也不是生理疾病，更不需要接受任何形式的治疗；2001年4月20日，由我国中华医学会精神科分会主编的《中国精神障碍分类与诊断标准（第三版）》正式出版，本书将同性恋从精神病名单中删除，这意味着中华医学会不再将同性恋看作为疾病，同性恋在我国实现了"非病化"。

　　直到现在，研究人员也没有发现同性恋与精神病之间的内在联系。在不同的历史时期里、在不同的社会文化中，同性恋现象都是一种普遍存在的基本行为模式。但是需要指出的是，在现实生活中经常有同性恋者会因为家庭、社会、文化等原因而感到苦恼，难以接受自己的性取向，甚至会出现自杀、自虐或者抑郁症等严重的心理问题，但是这些问题并不是由同性恋本身造成的。所以，即使需要接受心理干预，这种干预也应该关注于对自我身份的认同上，而非试图"纠正"或者"扭转"性取向。况且，在同性恋被误认为是一种疾病的时期，就已经有很多人尝试过很多方法来"改变"同性恋者的性取向，但是没有哪一种方法是有效的、安全的。也就是说，"改变"同性恋者的性取向的前提不仅不存在（因为同性恋不是一种疾病），而且这种做法本身也是行不通的。

第三节
双性恋与无性恋

目前，随着对性取向认识的不断深入，人们已对同性恋有了一定程度上的了解和包容，但是鲜有研究专门针对双性恋和无性恋的，两者的可见性也远低于同性恋。因此，本节将对人类四大性取向中的双性恋和无性恋进行说明。

一、双性恋的定义

双性恋，通常指个体对异性和同性皆会产生强烈的情感和性的吸引，并能够与其建立亲密关系或性关系的一种持久模式，其英文写作 bisexuality。具有这种性取向的个体被称之为双性恋者。

二、双性恋存在吗

目前可以基本确认的是双性恋的确存在。从行为证据上，大量实验结果表明：双性恋者对男性和女性刺激都有较高的吸引力评价，而同性恋者或异性恋者对其性偏好刺激的评价要显著高于非性偏好刺激，因此在主观吸引力评价这个指标上可以证明双性恋的存在。从生理证据上，由于生殖器反应是最常用的生理指标以及男性的勃起程度便于测量，这方面的实验大多采用男性双性恋被试。通过观测其观看男性或女性刺激后的阴茎周长来研究双性恋的性唤醒模式。结果显示，和主观吸引力评价一样，双性恋男性的生殖器反应确实与其他性取向的男性不同。双性恋男性对两性刺激均有反应，但是反应强度并不相同，他们可能对于某一种性别刺激的反应要弱于另一种性别刺激。不过，双性恋男性对弱唤醒刺激的反应强度仍显著高于异性恋男性和同性恋男性对非性偏好刺激的反应强度。而对于双性恋女性，由于异性恋女性的性唤醒模式具有天然的非性别特异性，即双性恋女性和异性恋女性对偏好刺激和非偏好刺激都会产生生殖器反应，所以关于双性恋女性和其他性取向女性在生殖器上的唤醒模式差异目前还未获得结论。

此外,为规避生殖器反应指标的测量误差,有研究人员将瞳孔放大的程度作为测量性唤醒的一个新指标。结果同生殖器反应的结果一致,双性恋男性对于性刺激的瞳孔放大反应存在一种双性模式,而女性则不能做出区分。

三、无性恋的定义

无性恋,其英文写作"asexuality"。"asexuality"的本意是指生物学领域中的"无性繁殖"。无性繁殖作为一种主要的生殖方式,在地球上已经存在了很长时间,而且直至今日也依然存在,例如鲨鱼等。但是,像人类这样的哺乳动物是没有无性繁殖能力的,只有通过有性繁殖,让雄性和雌性的基因结合才能产生下一代。然而有研究表明,在一些有性繁殖的物种(如绵羊、老鼠等)中也存在一定比例的个体会感受不到性伙伴的性吸引,因而被认为是无性的。

有研究将无性恋定义为"从没有感受到性吸引"的一种性取向类型。然而,针对中国无性恋群体的调查研究表明,无性恋个体能感受到较低的性吸引,故将无性恋的定义修改为"没有或感受到较低的性吸引"会更为准确。需要指出的是,性吸引是无性恋界定的核心,但这并不代表无性恋者缺乏性欲或者性活动。有调查发现,无性恋者虽然感受到较低的性吸引,但是在个人性欲方面却与有性恋者差别不大。例如,在中国无性恋群体的调查中,有55.5%的无性恋者表示自己有过自慰经历。另外,性吸引并不等同于浪漫吸引,也就是说,无性恋并不意味着无性恋者就会缺乏或丧失浪漫吸引。一般情况下,性吸引是关于情色和肉欲的诱惑程度,而浪漫吸引则更多是指一种迷恋的感觉和情感上的依恋。因此,无性恋者仍然可以追求亲密的浪漫关系。

四、无性恋与性欲低下障碍

根据无性恋的界定,无性恋是指没有或感受到很低的性吸引的一种性取向类型,这与性功能障碍中的性欲低下障碍(Hypoactive Sexual Desire Disorder,简称HSDD)的症状比较相似,但是无性恋并不是性欲低下障碍,即无性恋并不是一种疾病。很多理论和实证研究都比较了无性恋和性欲低下障碍之间的差异。以往研究指出,自我认同无性恋者并不会因为对他人性吸引的缺乏或丧失而感受到显著的痛苦,而性欲低下障碍患者则会因为性幻想或者性欲的缺乏而感受到显著的痛苦和人际关系问题。因此,对于研究人员来说,区分无性恋和性欲低下障碍的核心指标是个体是否会因为对他人性吸引的缺乏而感受到强烈的痛苦。

第四节
性取向的影响因素

关于性取向的影响因素的研究一直存在较大的争议。目前，学界还没有发现影响性取向的单一的、确切的因素。关于性取向是如何形成的，有两大理论假设：本质论（Essentialism）和社会建构论（Social Constructivism）。本质论认为性取向与基因、产前荷尔蒙暴露、大脑结构等生物因素有关；社会建构论则认为性取向与家庭、社会、文化等环境因素有关。这两大假设虽都有相关研究的支持，但也都存在局限。因此，有部分研究人员认为个体的性取向受到生物因素和环境因素的共同影响。但是，无论性取向形成的原因是什么，同性恋者、双性恋者、无性恋者等性少数个体都应该获得尊重。

一、生物因素

神经和激素（又称荷尔蒙）方面的研究表明，产前性激素的暴露与出生后性取向的发展存在相关性。例如，研究人员对患有先天性肾上腺皮质增生（一种比较常见的常染色体隐性遗传病，可导致皮质激素合成过程中所需的一些酶具有先天缺陷，从而使女胎暴露在更高水平的雄性激素中）的女婴成年后的性取向进行调查，发现她们具有较高的非异性恋比例，但是在男婴中却没有发现类似的现象。也就是说，产前较高水平的雄性激素暴露可能使女婴在成年后具有较高比例的非异性倾向。

产前性激素的暴露对性取向的影响也体现在人体测量特征上。例如，在手指比率方面，食指与无名指长度的比值和产前雄性激素的暴露存在相关性。产前较高水平的雄性激素暴露会导致个体的食指更短、无名指更长，即手指比率更小。同时，有研究发现，同性恋女性相比异性恋女性有较小的手指比率，同性恋男性相比异性恋男性有较大的手指比率。不过，需要说明的是，手指比率还受到其他因素（如种族等）的影响；在利手方面，惯用手也会受到多种产前因素（如基因和产前激素的暴露程度等）的影响，并且有研究发现非右利手和同性倾向存在相关性。

出生顺序和性取向的关系也说明产前激素水平对性取向的影响。研究发现同性恋男性相比异性恋男性有更多的哥哥数量。对于这种现象可能的解释为"母体免疫假说"，即随着母亲孕育男性婴儿数量的增加，其体内对雄性激素的免疫反应会增多，进而影响到孕期子宫内的荷尔蒙水平，最终对以后孕育的男性婴儿的性取向产生影响。

基因和遗传学方面的研究也表明，性取向受到家庭遗传因素的影响。这方面的研究主要分为基因连锁研究和双生子（双胞胎）研究。在基因连锁研究上，随着基因图谱的发展，有很多研究人员试图寻找决定性取向的基因。"$Xq28$"是位于 X 染色体末端的一段带有遗传标记的基因，该基因可能决定了男性的同性倾向。1993 年，Hamer 等对 40 组男同性恋者的 X 染色体进行连锁标记分析，发现他们对"$Xq28$"这个基因的共享要高于一般水平（有 33 组共享此段基因），故认为"$Xq28$"可能决定了男性的同性倾向。但是由于在女同性恋者中并未发现此类基因，所以"$Xq28$"又被称为"Gay gene"（男同性恋者基因）。

在双生子研究上，其研究对象包括同卵双生子和异卵双生子。早期的研究结果显示，同卵双生的两个男性中若有一人的性取向为同性恋，那么另一个人的性取向也为同性恋的概率约为 52%，而在异卵双生子或收养的兄弟间该比例则会有明显的降低，分别为 22% 和 11%；近期的研究结果也显示，同卵双生子均为同性恋或其他非异性倾向的比例约为 65%，而在异卵双生子中该比例约为 15%。这些结果表明，基因确实对性取向有着巨大的影响。但是，需要指出的是，由于同卵双生子并非表现出 100% 的性取向一致性，所以基因不是影响性取向的唯一因素。

此外，鉴于人类大脑的许多部分都存在性别差异，所以亦有研究人员试图寻找不同性取向者在大脑结构上的差异。下丘脑位于大脑腹面、丘脑的下方，是调节人体内分泌的神经中枢，对性行为具有调节作用。研究发现，同性恋男性的下丘脑视交叉上核的体积大约是异性恋男性的两倍，同时在下丘脑前区的第三间位核（INAH3）的体积上，同性恋男性要比异性恋男性小 2~3 倍，并与异性恋女性相当。

二、环境因素

亲子关系对性取向似乎有不小的影响。研究发现同性恋男性相比异性恋男性有更多的父爱缺失和来自父亲的拒绝，同时与母亲有更为亲密的关系，因此有研究人员认为亲子关系可能是性取向的影响因素之一。

除亲子关系外，童年经历也会对性取向产生影响，这种影响主要体现在童年期性别不一致和童年期性虐待经历上。童年期性别不一致是指青春期前的儿童对自我性别的社会或心理认同与其生理性别不一致，或者自我认同为异性性别。研究发现，童年期性别不一致对成年后的性取向有显著的预测作用。研究人员认为，有些儿童会偏好异性性别的典型活动和事物,例如,男孩对布娃娃而不对足球产生偏好等,这种与其社会性别不相符的活动偏好会让他们感受到自己和同生理性别的人存在差异。所以,当他们和同生理性别的人在一起时便会产生心理上的唤醒,即意识到自己和同生理性别的人存在差异。而这种唤醒在成年后可能转化为性唤醒,继而使个体产生同性吸引和倾向。

性虐待(Sexual Abuse)是指对非自愿的人进行性侵犯。有研究发现,遭受过性虐待,尤其是被男性施虐者施虐过的男孩,相比于没有经历过性虐待的同龄人,成年后自我认同为同性恋或者双性恋的概率要高7倍。也有研究发现,在同性恋者中有性虐待经历的比例要远高于异性恋者。不过,因为没有纵向研究的数据,故无法得出性虐待经历和成年后性取向的直接因果关系,因为很有可能他们在遭受性虐待之前就已经自我认同为同性恋或者双性恋了。后来,有研究人员对此进行了长达30年的纵向追踪调查,发现有童年期性虐待经历的被试相比没有此经历的被试,会拥有更多的同性性伴侣和浪漫伴侣,不过该调查还发现童年期性虐待经历和成年后性取向不存在显著的相关性。因此,童年期性虐待经历是否会影响个体的性取向还有待更多的研究去考证。

另外,有研究发现同性倾向与被试在14岁时的居住地的城市化水平存在正相关,即城市化水平越高,同性恋者的比例就越大。这可能是由于大城市为人们探索和表达同性倾向提供了更为宽松和包容的文化环境。不过,这种影响因素更有可能影响到的是个体性取向的表达和公开程度而非性取向的形成。

第五节
性少数群体的心理健康

虽然包括同性恋在内的少数性取向已不再被视为精神病,但是具有这些性取向的个体在现实生活中却依然遭受着宗教、社会道义和文化传统的非议、谴责与歧视。再加上社会环境的限制和求助途径的不完善,性少数群体往往会因为自己与众不同的性取向而遭遇更多的挫折,从而失去信心和希望,甚至出现自杀、自虐或者抑郁症等严重的心理问题。

目前,医学等领域对性少数群体心理健康的关注主要集中在性少数群体心理疾病及症状的发生率上。主要采用群体间研究,来确定性少数群体的心理健康状况,和比较性少数群体与异性恋群体在心理健康状况上的差异性。大部分研究结果显示:性少数群体存在消极的心理健康状况。

一、中国性少数群体心理健康现状

调查显示国内男同性恋者的心理健康状况较差。长沙地区的一项研究表明:在过去的一年内,30.6%的男同性恋者有自杀意念,34.7%的男同性恋者曾遭遇过亲密关系暴力。此外,国内男同性恋者的孤独感也显著高于异性恋者。但是鲜有研究关注国内女同性恋者的心理健康状况。

有研究也指出感知到的社会态度会影响个体的心理健康状况,但是目前的大部分研究都只是单纯地比较了同性恋群体和异性恋群体的心理健康水平,而没有对其影响因素和作用机制进行深入的探讨。

此外,中国性少数群体同样会面临歧视、污名等压力,但是鲜有研究关注其对中国性少数群体的影响。少数相关研究表明,社会认同对心理健康的影响最为重要,而对自身性取向认同较低的性少数个体更易发生焦虑、抑郁等负性的心理症状。

（一）中国性少数群体的未婚压力

除了西方研究人员所关注的歧视、污名等压力外,中国性少数群体的心理健康还受到传统婚姻观念的影响。几千年的孝道文化对国人的婚姻、家庭观念产生了深刻的影响。当成年人到达一定的年龄时,如果还是单身便会遭受到来自社会文化的强大压力。"男大当婚,女大当嫁""不孝有三,无后为大"等儒家孝道思想已深入人心。我国的家长普遍把子女的婚姻当作自己的责任,继而在这方面积极地督促和帮助子女,甚至强迫子女建立婚姻关系。

多项研究表明,中国性少数群体面临巨大的婚姻压力。一项针对922名同性恋者的调查研究显示,50.7%的同性恋者报告自己感受到的最大压力是来自家庭传宗接代的责任。

2017年,郑丽军等首次采用定量研究,考察了中国性少数群体的未婚压力和心理健康之间的关系。中国性少数群体的未婚压力主要包括父母压力、社会压力和内化压力,其中父母压力和社会压力为外部压力。外部婚姻压力对中国性少数群体的心理健康有重要的负面影响,较大外部婚姻压力的个体的心理健康状况较差,会出现焦虑、抑郁等负性的心理症状,而内化压力对心理健康没有显著的影响。

（二）中国性少数群体的已婚压力

调查显示有超过50%的同性恋者可能或一定会选择和异性结婚。一项针对919名同性恋者的调查研究表明,当父母不接受自己的性取向时,有四成的同性恋者会坚持己见,而有1/3的同性恋者则会选择和异性结婚。最近,亦有一项针对某地区男性性少数群体的调查研究表明,70%以上的非异性恋男性有异性婚姻意愿,其中产生异性婚姻意愿的主要原因便是父母压力和传宗接代的责任。选择和异性结婚的性少数个体也将面临身份隐瞒、内疚、性等多方面的压力,这些压力也将影响性少数群体的心理健康。

在郑丽军等的调查中,同样考察了已婚压力对中国性少数群体心理健康的影响。已婚压力的三个维度均对中国性少数群体的心理健康产生负面影响。另外,内化恐同会通过影响已婚压力来影响个体的心理健康,即对自身性取向认同较低的已婚性少数个体会感受到更大的已婚压力,从而使自己的心理健康状况更差。

二、性少数群体的心理健康干预

多年以来,国外对性少数群体的心理健康问题进行了大量的研究和讨论。在关注性少数群体面临的主要心理问题及其特殊性的同时,还对如何开展有效的心理咨询与治疗进行了诸多的实证研究和探索,并最终发展出了专业的治疗模型和干预手段。不过,相关成果还是主要集中在同性恋上。

目前,美国心理学界建立了同性恋心理学研究的专业期刊,并对心理咨询师提供相关的专业培训:美国心理学会(American Psychological Association,简称APA)、美国咨询协会(American Counseling Association,简称ACA)建立了同性恋问题专业委员会,对同性恋者的心理咨询与治疗制定了指导规则。另外,在部分国家还出现了大量的机构和专业人员对同性恋当事人开展心理咨询与治疗服务,并为同性恋青少年、同性恋自杀意念者组建心理健康教育、心理危机干预等公益组织和网站。然而,由于我国的文化背景等因素,以及心理咨询与治疗领域内的诸多局限,我国关于同性恋者心理健康的研究和实践处于严重滞后的状态。

上文提到的性少数群体的压力又可分为外部压力和内部压力,也就是说性少数群体的压力是各压力源交互作用下的结果。因此,下文将会从以下两个角度浅谈如何对性少数群体的压力进行干预。

(一)外部压力的干预

(1)家庭。2015年底,一项来自联合国开发计划署发起的针对中国性少数群体生存状况的调查结果显示,家庭对性少数群体的接受程度最低。超过50%的受访者认为自己的家人"不接受"或者"完全不接受"自己的性取向。因此,应当呼吁父母去了解性少数群体的相关知识、加强对性少数群体的认识和理解,不要为了"无罪"的性取向而去辱骂甚至攻击自己的孩子。

(2)学校。一项对美国中学的调查研究显示,超过56%的性少数群体表示自己曾听到教职工的恐同言论。在中国庞大的人口基数下,因为自己的性取向而遭受校园欺凌的性少数个体也不在少数,这些学生的身心健康问题不容忽视。学校是学生系统化、理论化地接受世界观和方法论的场所,是连接家庭和社会的桥梁,所以,教师对不同性取向的态度也会影响到学生对不同性取向的态度,甚至是对自我性别认同的态度。因此,给低年级学生呈现性教育课程,帮助学生认识男女差异,提供身份认同的机会是有必要的;其次,应该加强教师的公民基本规范素养建设,为学生提供尊重个体差异性的榜样;最后,可通过提高学生的思想文化素质来提高学生接受新事物的能力。

（3）公益组织。针对性少数群体的公益组织可以在法律允许的范围内为性少数群体发声，并以积极的形象传递性少数群体的价值。同时，通过线上或线下的活动形式，交流分享，为性少数群体找到落脚之地，给予性少数群体更多的社会支持、减少孤独感，并为其交流学习处理压力的方法提供平台。

简而言之，对外部压力的干预是为了提高社会对性少数群体的宽容度，而提高社会宽容度既要通过各种正规途径适时地向大众宣传性少数群体的相关知识，让大众对性少数群体有更全面的认识，也要通过宣传、教育、立法等途径，让性少数群体切实感受到社会态度的转变。

（二）内部压力的干预

受传统思想的影响，中国性少数群体感受到的负性社会态度不仅来自社会大众，还来自自身思想。因此，对外部压力进行干预的同时也需要性少数群体自身做出相应的改变。

研究发现自我认同良好的男同性恋者要比拒绝出柜的男同性恋者更加积极自信。因此，提高性少数个体的自我身份认同和自我评价能力，并优化其应对外部压力的策略，防止外部压力内化，是保持性少数个体的积极心理健康状态的有效方式。

另外，性少数群体也可通过心理咨询等方式来对内部压力进行干预。而心理咨询师应该根据具体情况来采取单独的心理干预或团体的心理干预。一方面，心理咨询师可以通过放松训练法、音乐疗法、生物反馈疗法、森田疗法等缓解性少数个体的内部压力；另一方面，又可通过认知行为疗法等对来访者的心理活动的方向、性质、强度和表现形态进行调控和引导，使其心理状态和行为方式归于常态。

需要指出的是，无论采取何种干预手段，都不要试图以先入为主的观点或态度去强行改变任何人的性取向，这也是平等交流、接触的基本前提。另外，在干预过程中，干预者应尽可能地给予被干预者信任和支持，帮助其提高认知能力、增强心理弹性，以此来缓解性少数群体的压力。

【本章小结】

1.性取向的定义：个体对异性、同性或者两性产生强烈的情感和性的吸引，并能够与其建立亲密关系或性关系的一种持久模式。

2.性取向的影响因素：分为生物因素和环境因素。生物因素包括产前激素暴露、基因、大脑结构等，环境因素包括亲子关系、童年经历等。

3.同性恋的定义：个体仅对同性产生强烈的情感和性的吸引，并能够与其建立亲密关系或性关系的一种持久模式。

4.双性恋的定义：个体对异性和同性皆会产生强烈的情感和性的吸引，并能够与其建立亲密关系或性关系的一种持久模式。

【思考题】

1.同性恋是一种疾病吗？

2.双性恋真的存在吗？

3.如何界定无性恋？

4.性取向可以改变吗？

5.如何减少或消除对性少数群体的偏见与歧视？

—— 参考文献 ——

[1]江剑平.大学生性健康教育[M].3版.北京:科学出版社,2018.

[2]彭晓辉.性科学概论[M].北京:科学出版社,2002.

[3]柏树令,应大君.系统解剖学[M].8版.北京:人民卫生出版社,2013.

[4]谢幸,苟文丽.妇产科学[M].8版.北京:人民卫生出版社,2013.

[5]邹仲之,李继承.组织学与胚胎学[M].8版.北京:人民卫生出版社,2013.

[6]徐晓阳.性医学[M].北京:人民卫生出版社,2007.

[7]边立华,孟元光.女性生殖系统发育异常的诊断与治疗[J].中国妇产科临床杂志,2017,18(2).

[8]陈伟莉,郑艳冰.大学生性健康教育[M].南京:南京大学出版社,2016.

[9]黄丽莹,洪艳华.孕前优生健康检查600例分析[J].当代医学,2014,20(25).

[10]邵绍丰,程斌,刘耀,等.包皮环切3种术式的临床观察[J].中华男科学杂志,2016,22(8).

[11]陈昌霞.在婚姻中遇见自己[M].北京:清华大学出版社,2016.

[12]李建伟,等.大学生爱情心理学:理论·案例·测量[M].杭州:浙江工商大学出版社,2016.

[13]方刚.性别心理学[M].合肥:安徽教育出版社,2010.

[14]程玮.女性心理学[M].北京:科学出版社,2012.

[15]袁红梅.大学生爱情心理学[M].长沙:中南大学出版社,2009.

[16][美]霍妮.婚姻心理学:婚姻是最好的修行[M].徐淑贞,编译.北京:中国华侨出版社,2017.

[17]李静.婚姻心理学[M].北京:中国商业出版社,2013.

[18]宋岩,崔红丽,王丽.男女有别的心理观察——女性心理学[M].武汉:华中师范大学出版社,2008.

[19]张元芳,孙颖浩,王忠.实用泌尿外科学和男科学[M].北京:科学出版社,2013.

[20]石卫晨,兰永乔,刘彬.抗高血压药物对性功能影响的研究现状[J].现代临床医学,2013,39(3).

[21]张学军,郑捷.皮肤性病学[M].9版.北京:人民卫生出版社,2018.

[22]蔡丽坤,周丽梅,魏翠英.全子宫切除术后女性性生活质量及性功能指数分析[J].广东医学,2015(5).

[23]胡静初,胡纪泽,萧嘉慰.男同性恋者的孤独感、自尊和依恋[J].中国心理卫生杂志,2013,27(12).

[24]魏重政,刘文利.性少数学生心理健康与遭受校园欺凌之间关系研究[J].中国临床心理学杂志,2015,23(4).

[25]张静,郑丽军,郑涌.性少数人群的心理健康:理论模型与研究取向[J].心理科学进展,2015,23(6).

[26]郑丽军.同性恋的角色区分研究[D].重庆:西南大学,2012.